特性と事例性
職場での困りごとから考える

おとなの
発達障がい

マネジメントハンドブック

【編著者】

森 晃爾 産業医科大学 産業生態科学研究所
産業保健経営学 教授

井上 幸紀 大阪市立大学 大学院医学研究科
神経精神医学 教授

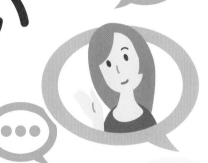

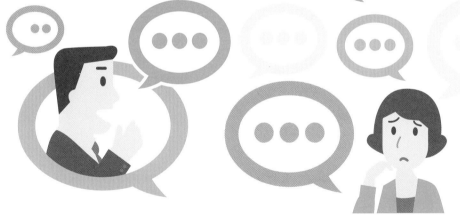

おとなの発達障がい マネジメントハンドブック　目次

第1章

発達特性を有する労働者の就労支援を考えるにあたって、理解しておくべき前提

産業医科大学産業生態科学研究所
産業保健経営学研究室

森　晃爾

私が本格的に産業医活動を始めたのは1990年です。そのころは、産業保健活動には、職場での発達障がいの就労支援に関わるという概念はなかったように思います。ただ、当時の職場はIT化が徐々に進み、ストレスという言葉が頻繁に使われるようになってきていました。そして、バブル崩壊前後にかけて、職場のメンタルヘルス不調者の発生が問題となり始めていました。とはいっても、当初は、大手企業において精神科医が定期的に診療を行ったり、相談にのったりしていた程度で、ストレスやメンタルヘルス不調者への対応について学会で発表しようと思っても、人事から「うちの会社にメンタルの問題があると世間に思われるとマズいから、発表は控えてほしい」と言われた産業医もいました。

　その後、どの会社にも一定数メンタルヘルス不調者がいることが分かってくると、産業医や保健師も表立ってメンタルヘルス対策を議論できるようになってきました。当初は、「自分はメンタルは専門でない」と、メンタルヘルス不調者の対応を拒んでいた産業医もいましたが、結局は事業者側のニーズに応えなければならなくなりました。そのような産業保健スタッフを支援するために、様々な関連書籍が出され、研修会やシンポジウムが頻繁に開かれるようになりました。それでもそのころは、メンタルヘルス不調者を、いわゆる "うつ病" と一括りに扱っていたように思います。

　日本産業衛生学会の専門医制度は、1993年に第1回試験が行われています。それまでは、専門を尋ねると、「消化器内科です」、「放射線科です」といったように、臨床の専門分野を答える産業医ばかりでしたが、産業衛生学専門医が生まれるようになると、「私の専門は産業医学です」と答える産業医が徐々に育っていきました。そして、産業医を専門的な職業とする医師と職域に興味を持つ精神科専門医との議論が活発に行われ、地域でも産業医と精神科医の連携が徐々にうまく行くようになりました。そのころから、職場でのメンタルヘルス対応も、"うつ病" は治療と休養が大切といったステレオタイプでの対応から、いわゆる "新型うつ病" の対応策の議論が行われ、さらには環境側の要素と病態側の要素を組み合わせて対応策が検討されるようになってきました。また、メンタルヘルスに興味を持ち、本格的に勉強し、実践に取り組む産業看護職も出てきましたし、産業保健分野で活躍する臨床心理士も徐々にではありますが、増加していきました。

　そして、適応障害と診断された人の中には、発達障がいという特性のあるメンタルヘルス不調者がいることを、産業精神保健を専門としない産業医も認識するようになりました。さらには発達障がいには注意欠如・多動症（Attention Deficit/

Hyperactivity Disorder: ADHD）や自閉スペクトラム症（Autism Spectrum Disorder：ASD）といったいくつかのタイプがあり、それらは併存することが少なくないことなどの知識を持つようになりました。最近では、職場で少し顧客とトラブルが発生すると、「彼は発達障がいではないか」、「彼女はADHDではないか」といったように、メンタルヘルス不調として顕在化する前に、職場から産業医に相談が寄せられるケースが増えてきているように思います。

　発達障がいは、病気とは異なり、その障害特性は生涯を通じてなくならないものです。そのため、発達障がい者への対応は長期的なものになります。産業保健で経験する発達特性を持つ労働者は、学力があって一般採用試験をパスして入社していることが少なくありません。そこで、周囲がその特性を正しく理解して、本人が能力を発揮する上での困りごとを解決できるように、配置や支援を続ける必要があります。障害者雇用という視点も相まって、ある意味、これまでの産業保健活動、特に治療と仕事の両立支援の応用問題といえるでしょうか。

第2節　産業保健活動における位置づけ

　少子高齢化を背景にして、社会全体を成り立たせるためには、より多くの国民が労働参加することが重要です。そのため、性別に関係なく、高齢になっても働ける場や、病気や障がいを持っていても、活躍できる場を作っていく必要があります。病気を持っている労働者について、これまでは「完全に病気を治してから働いてください」といった価値観の職場が多かったように思います。また、がんなどの大病を患うと、「治療に専念することが必要」と、自ら仕事を辞め、家族も医師もそのような考え方をサポートしたように思います。しかし、その人の状態にあった働き方であれば、働くことはむしろ健康にプラスになることが分かってきました。また、医学の進歩によって、がんなどの治療成績が向上し、それまでは不治の病と考えられていた病気がうまく付き合うことのできる病気になってきました。リハビリテーションの技術が進み、病気からの快復も早くなってきています。そのような状況の中で、政府が推進する働き方改革実行計画の主要項目の一つとして「病気の治療と仕事の両立支援」が含められ、厚生労働省が「事業場における治療と仕事の両立支援のためのガイドライン」を掲げ、諸施策が講じられています。治療と仕事の両立支援の政策が始まった当初、多くの大手企業の産業医には戸惑いがありました。「わざわざ両立支援を強調しなくても、すでに十分に実施できているではないか」というものです。発達障がいという特性は、必ずしも病気としての治療が必要ではありませんが、発達障がいに対する配慮

は、治療と仕事の両立支援の手順が基本となります。

　働く人の健康管理は、労働安全衛生法（安衛法）をもとに、事業者の責任として行われています。その中核となるのは、一般定期健康診断の制度であり、労働者にも受診が義務付けられています。安衛法の健康診断で実施される項目は、主に脳・心臓疾患リスクと関連する検査項目です。長時間労働による健康障害や「一般住民にもひろく存在する疾患であるが、作業条件や作業環境の状態によって、発症率が高まったり、悪化したりする疾患」と定義される作業関連疾患の増加によって、健康診断の結果に基づく事後措置が重視されるようになってきました。安衛法で事業者には、「健康診断の結果で必要がある場合には、医師の意見を聴き、就業場所の変更、作業の転換、労働時間の短縮などの就業配慮を実施する」ことが求められています。このような健康診断をもとにした就業配慮では、疾患の発症や増悪を防ぐために、就業を一定程度制限することに主眼を置いたものになります。同じく安衛法で実施が義務付けられている長時間労働者やストレスチェックの結果に基づく面接指導でも、同様の措置を講じることになります。

　病気を持ちながら働くことによって、健康障害を生じさせることは防がなくてはなりませんが、あまりにも保護的になれば、治療と仕事の両立という目的が果たせなくなります。両立支援では、むしろ「いかに働ける環境を整えるか」といったことに重点がおかれます。その点、前述のメンタルヘルス不調者への対応では、まず休業と治療によって回復させようとしますが、ストレス環境に適応できず不調をきたした場合が多いため、回復後の職場復帰において同じ環境にすぐに戻しても再発することが心配されます。そこで産業保健スタッフが上司と連携しながら、回復状況を確認しながら段階的に仕事の負荷を加えていく方法を取ります。これを職場復帰支援（復職支援）と呼びます。復職支援では、いかに働けるようにするかに重点がおかれており、メンタルヘルス不調の両立支援は、復職支援という形で以前から積極的に行われていたということになります。

　そして、発達障がいという特性についても、治療と仕事の両立支援の手順を応用することによって、一人ひとりの特性と困りごとを適切に評価し、能力を発揮させることができるように、必要な措置や支援を行うことが求められます。

第3節　病気の治療と仕事の両立支援

　職場での両立支援は、プライベート上存在する仕事を遂行する上での何らかの困難が発生する事柄に対して、支援を行うことによって仕事との両立を図る取組みです。

治療と仕事の両立支援のほかにも、育児と仕事の両立支援、介護と仕事の両立支援などがあります。いずれの場合も、何らかの困難（困りごと）に対応すること以外に、両立支援を受けたいとする本人の意思を尊重すること、両立支援に関わる関係者が共通の認識を持ち連携することが大切です。一方、支援を受ける側も、賃金をもらう以上、仕事をすることによって企業等の組織に貢献する努力をすることが両立支援の前提となります。

治療と仕事の両立支援を受けようとする労働者は、職場にいるから労働者であって、生活全体において常に労働者であるわけではありません。**図**に示したように、本人は職場では労働者ですが、医療機関では患者であり、地域では住民です。治療と仕事の両立支援や障害者支援は、大きな政策課題として多方面での努力がなされており、医療機関でも就労を支援する制度が整いつつあります。また、国や自治体、NPOなど地域での支援制度も様々なものが存在します。そのため、よりよい両立支援のためには、一人の労働者の各側面において支援を行う機関や制度をうまく結びつけることが必要です。

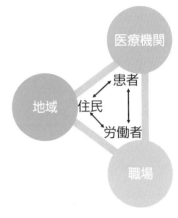

図　両立支援の支援体制

治療と仕事の両立支援では、治療を受けている病気の名前に目が行きがちですが、事業場で病気を治療するわけではないため、まずは症状とその症状によって発生する困りごとに着目する必要があります。たとえば、「腰痛がある」という症状があり、その症状によって「重いものが持てない」、「長く立っていられない」、「特定の姿勢をとることが難しい」などの困りごとが分かれば、どのような配慮を行えばいいか理解できるからです。つまり、症状の困りごとへの翻訳です。

しかし、病気の種類を無視していいわけではありません。たとえば、抗がん剤治療を受けているがん患者の場合には、がんそのものよりも治療によって発生する症状が仕事に大きな影響を与えます。その場合は、予め治療計画を理解しておくことで、今後配慮が必要な期間の目安が付くことになります。重篤な不整脈がある労働者がいた場合には、日常は問題なく働けるので、その障がいを周囲が理解することは難しい状況ですが、脳卒中の後遺障害がある場合には、周囲は容易に障がいの存在を理解することができるため、周囲に行う説明の必要性が変わってきます。

治療と仕事の両立支援を行うには、本人の仕事への意欲があることを前提として、本人の仕事を行う上での困りごと、病気の経過や配慮すべき事項といった労働者側の要素と、どのような仕事をしているか、または配置転換や配慮できる可能性があるかといった仕事側の要素、そして、企業等の組織としてどのような制度が存在して、提

供できるかといった情報が必要になります。その中で、特に病気に関わる情報は、主治医から入手する必要があります。一方、主治医も適切な情報を提供するためには、本人がどのような仕事をしていて、事業場はその支援をどのように考えているか、といった情報が必要です。そのため、産業保健スタッフや人事担当者は、主治医に積極的に職場側の情報を提供することによって病気に関する有効な情報が得られることを理解する必要があります。場合によっては、本人の同意を得て、診察の際に同行してもいいかもしれません。

　そして得られた情報をもとに、職場が意思決定します。国の両立支援ガイドラインでは、両立支援プランと呼んでいます。産業保健スタッフがいる職場では、事業者はその意見を聴取して検討することになりますが、いない場合には主治医からの情報がより重要となるため、いかに主治医から情報を得るかが重要となります。配置転換すれば100%働けるのであれば比較的スムーズにいくかもしれません。しかし、治療と仕事の両立支援では、そのようなことはほとんどありません。何らかの就業配慮は、上司や同僚といった職場側に一定の負担をかけることになります。制限をするのではなく、働くことの支援ということは簡単ですが、一定のリスクを伴うことも少なくありません。そのため、受け入れ職場の理解と職場へのバックアップ体制が極めて重要となります。最終的には、経営レベルでの意思決定が必要になることもあるでしょう。いずれにしても、一度意思決定された就労支援の内容は、実際に実施してはじめて結果が分かることもありますし、症状や困りごと自体が治療経過で変化することも多いため、その後の状態について情報収集して、見直しが必要になります。

第4節　合理的配慮

　両立支援といっても、事業者に無制限に配慮を求めているわけではありません。これについて合理的配慮という言葉があります。合理的配慮とは、「障がいのある人から、社会の中にあるバリアを取り除くために何らかの対応を必要としているとの意思が伝えられた時に、負担が重すぎない範囲で対応すること」が求められるという考え方です。

　合理的配慮は、社会活動に参加できない理由が当事者の健康問題ではなく、社会は大多数の健常者を中心とした都合のいい構造となっているという「社会モデル」を前提とし、障害者にとって社会活動に参加しがたい環境・仕組み・ルールのバリアが存在しているので、それを本人の申し出に基づき変更・調整するというものです。これは、仕事に起因しない疾病は「個人の健康問題なので完全に治してから就業してくだ

さい」という企業や医療機関の医学モデルでの対応に対して、適用するモデルの変更を求めることとなります。あくまでも「本人・当事者を中心とした社会のバリアの解消の申し出が行われること」による対応が基本であり「このような配慮をすべきだ」と第三者が押し売りすることは望まれません。

　これらの変更・調整は「合理的に」行われます。合理的とは、事業者にとって負担が重すぎないレベルの対応であれば対応が求められるということです。障害者手帳を有していなくても、合理的配慮を求めることは出来ます。また、ピュアな合理的配慮はあくまでも社会活動・参加のバリアを変更・調整するものであり、障害者に対して要求業務レベルを下げること（いわゆる積極的改善措置）は必ずしも法的要求事項にはなっていません。発達障がいの労働者への配慮の具体例を挙げると、「口頭で伝えただけでは忘れてしまうことが多いので、指示事項などを紙に書いて渡したり、ホワイトボードに記載する」、「複数の者から指示をすると混乱するため、指示系統を統一し、本人に二重に指示が伝わらないようにしている」、「同時に複数の作業を指示すると混乱するため、一つの作業が終了してから次の作業の指示を出している。また、工程数の多い作業は、一つ一つの工程に分けて指示をしている」などが挙げられます。

　ここでいう事業者にとって負担が重すぎない範囲は、当然、状況によって異なり、職場の場合、働く場の多い大規模企業と、１人が多様な仕事をこなす必要がある小規模企業では、異なってきます。また、困りごとに応じた個別の配慮が必要といっても、職場の制度を超えて対応することは労働者間で不平等を生む可能性があります。さらには、負担を被る管理職や同僚への配慮が必要になります。したがって、企業の方針を明確にし、柔軟な就労配慮を可能とする制度を作り、両立支援に関する研修などを行って意識を高めるなどの体制づくりが重要となります。

　治療と仕事の両立支援を積極的に推進するためには、職場側がそのメリットを感じることも必要でしょう。病気を持つ労働者や障害者の支援がうまく行われている職場では、コミュニケーションが活発で、生き生きとした職場が形成されています。

第5節　おわりに
－発達特性を有する労働者の就労支援に向けて

　すべての発達特性を持つ従業員が診断され、治療を受けているわけではありませんが、治療と仕事の両立支援と基本的に同じ考え方とプロセスを活用していくことになります。

　たとえば、ADHDは発達特性として、“不注意”、“多動／衝動性”、“実行機能の障がい”があり、それによって仕事をする上での困りごとが発生します。しかし、その

ような特性は、一人ひとり異なります。それぞれに合った就労支援を行うことによって、本来の能力を発揮する方もいます。そのためには、就労支援に関わる関係者が発達特性やその支援の方法について理解をすることが不可欠です。その一歩として、産業保健スタッフや人事・労務担当者が正しい知識を持たなければなりません。

　発達特性を持つ労働者に対しては長期にわたる就労支援が必要になります。はじめは特別であった就労支援が、健常者も含めて一人ひとりが能力を発揮できるような職場となれば、それは誰にとっても当たり前のことになるかもしれません。育児と仕事の両立、介護と仕事の両立など、様々な場面を含めると、職業生活の中では多くの労働者にとって何らかの配慮を必要とする場面を経験します。そう考えれば、"お互い様"ともいえるでしょう。お互いの個性を尊重し、相互信頼が存在する"お互い様"文化が育まれている職場は、すべての人たちがイキイキと働く生産性の高い職場になっていくでしょう。

◀ 合理的配慮 ▶ ──────────── 産業医科大学　両立支援科　立石清一郎

合理的配慮の背景

　合理的配慮の起源はアメリカであるとされている。ベトナム戦争（1960〜1975年）の帰還兵の中で障害を持っているものも相当数発生し仕事につくことができないことから雇用対策としてスタートし（1973年）、1990年に障害のあるアメリカ人法（ADA; Americans with Disabilities Act）が制定され企業における合理的配慮が求められるようになった。その後、障害者の権利擁護に向けた取組が国際的に進展し、2006年に国連において、障害者の人権及び基本的自由の享有を確保し、並びに障害者の固有の尊厳の尊重を促進するための包括的かつ総合的な国際条約である障害者の権利に関する条約（以下「権利条約」という。）が採択された[1]。

　2016年現在、署名国・地域数160／締結国・地域数174で国際的に標準的な障害者の権利に関する条約であるといえる。

　我が国は、2007年に権利条約に署名し、以来、国内法の整備を始めとする取組が進められ、合理的配慮は障害者差別解消法で明文化された。障害者差別解消法は、「全ての国民が、障害の有無によって分け隔てられることなく、相互に人格と個性を尊重し合いながら共生する社会の実現に向け、障害を理由とする差別の解消を推進すること」を目的として、2016年4月に施行された。障害者差別解消法は就業のみならず様々な場面での障害者に対する差別禁止が規定されている。対象者として本邦では障害者基本法で定義されており、身体障害者、知的障害者、難病、精神障害者（発達障がいを含む）となっている。

　合理的配慮の起源のアメリカでは企業の合理的配慮の義務の範囲について公的機関（労働省）のJob Accommodation Network（JAN）が情報提供・調整、無料のコンサルテーションを行っている。これまで、48万件以上のコンサルテーション実績のあるJANは合理的配慮の調整を行っており、サービスを提供する専門員は最低１つの修士号を取得している。似ている疾患、症例、業種であってもすべてにおいてテーラーメイドのコンサルテーションの必要性について言及している。治療と職業生活の両立はあくまでも本人の申し出によりスタートする合理的配慮を背景としているため、"個別性の重視"を行うことが重要であることを示している。

　この合理的配慮の概念にはこれまで我が国に根付いてきた安全配慮義務の概念と相反する部分も職種・業務によっては存在する。障害を持っている労働者は、業務による体調不良や周囲を巻き込む事故を誘発する予見可能性が高まることとなる。この場合に発生するリスクをどう処理するかという点についてはいまだ議論がなされていない。

1）　障害を理由とする差別の解消の推進に関する基本方針、内閣府HP、
　　https://www8.cao.go.jp/shougai/suishin/sabekai/kihonhoushin/honbun.html、
　　2019年８月２日アクセス

◀ 事例性・困りごと ▶━ 産業医科大学 産業生態科学研究所 産業保健経営学 永田昌子

　本書で、事例性や困りごとという言葉を使っています。

　事例性とは、第２章第３節に詳細な記載がありますが、業務の中で実際に起こってくる問題です。

　また、本書で使用している"困りごと"は、"本人が働くうえで感じている困りごと"であり、"職場での困りごと"は、事例性だけでなく、本人が感じる困りごとを含んだ言葉として使っています。

　例えば、「仕事上ミスが目立つ」のは事例性で、事例性を生じさせないように本人が「ミスをしないよう集中しすぎて、仕事が終わるころには疲れ切ってしまう」のは本人が感じている困りごと、"職場での困りごと"は、「ミスが目立つこと、そして本人が疲れ切ってしまっていること」と考えられます。支援者は、事例性と本人が感じる困りごとを減らす方策を考えたいものです。

企業での取組み

Peach Aviation 株式会社

　弊社には、多様な人材が在籍しており、その多様な（＝Diversity）人材の働きやすさを推進しています。また障がい者雇用部門「ほなやろ課」を設立し、採用、合理的配慮の検討、業務サポート、カルチャー発信を行っています。

　当課の業務は、のべ120種類と多彩です。このタスクマネジメントを行うのが、サポートスタッフです。特に精神・発達障がいのある社員にとって、このタスクマネジメントの存在は能力を発揮できる環境となり、生産性向上はもちろん組織としてのカルチャー醸成にも効果的です。また、フリーアドレスオフィスを活用し、障がいのある社員とその他の社員が同じ場所で過ごすことで、机上のみではない理解と尊重につながっています。

　また、合理的配慮の検討においては「本人を始点」としています。つまり、自身に必要なサポートは、自身で考え発信する、ということです。しかし、表現や文章作成、思考が苦手である社員もおり、自身で検討するためのツールをいくつか備えています。

　さらに、「働くために必要な支援＝合理的配慮」とマインドセットし、特別ではなく、全ての社員にいかに必要なものなのか、という理解にも力を入れています。

　産業医や主治医とも、各々のコンディションに合わせた働くためのサポート、という観点を共有します。

　例えば、「精神障がい＝残業やスピード業務NG」「発達障がい＝業務変更NG」といった画一的なフレームではなく、本人にフィットした支援や業務であるかを検討することが重要です。こうした観点で支援を組み立てることは、より効率的で持続可能な支援体制を作ることにもつながっています。

第2章

メンタルヘルス不調について

（第1節）
大阪市立大学大学院医学研究科　神経精神医学

出口 裕彦

（第2節、第3節）
大阪市立大学大学院医学研究科　神経精神医学

岩﨑 進一

第1節　メンタルヘルス不調、抑うつ症状が企業に及ぼす影響について

1）働き盛りのメンタルヘルス不調は増加している

　メンタルヘルス不調とは「精神及び行動の障害に分類される精神障害や自殺のみならず、ストレスや強い悩み、不安など、労働者の心身の健康、社会生活及び生活の質に影響を与える可能性のある精神的及び行動上の問題を幅広く含むもの」と厚生労働省による「労働者の心の健康の保持増進のための指針」で定義されています。メンタルヘルス不調は、精神疾患よりも幅広い概念として捉えられています。

　精神疾患患者数の急激な増加を背景として、2011年に厚生労働省は地域医療の基本方針となる医療計画に盛り込むべき疾病に指定してきた四大疾病（糖尿病、脳卒中、悪性新生物、心疾患）に精神疾患を加え五大疾病としました。特にうつ病や双極性障害など気分障害患者の増加は著しく、厚生労働省は2017年の患者調査で119.5万人が入院、外来で治療中であると発表しました。そのうち約60.7万人が35歳～64歳で、いわゆる働き盛りの世代の気分障害が増加しています[1]（**図1**）。また近年、診断書病名として増加している適応障害が含まれる「神経症性障害、ストレス関連障害及び身体表現性障害」[※]が年々増加しており、2017年の患者調査で65万人が入院、外来で治療中であると発表されました。そのうち約32.7万人が35歳～64歳で、いわゆる働き

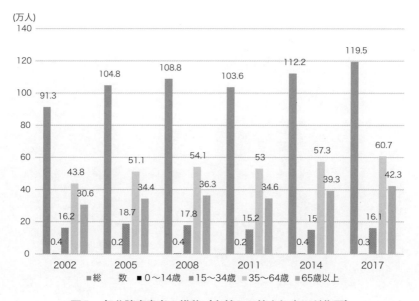

図1　気分障害患者の推移（文献1の値より出口が作図）

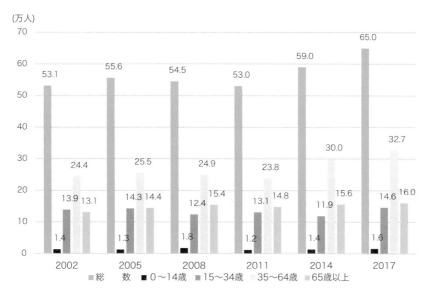

図2　神経症性障害、ストレス関連障害及び身体表現性障害患者の推移
（文献1の値より出口が作図）

盛りの世代の神経症性障害、ストレス関連障害及び身体表現性障害も増加していま
す[1]（図2）。

2）就労者の自閉スペクトラム症（ASD）は増加しているのか？

　ASDの生涯有病率は世界的には約1％[2]、我が国の報告では0.9〜1.6％[3]とされ、
この有病率は年代による差が小さく、どの年代でも同様の有病率であることが想定さ
れています。ASDを有する就労者が不適応状態、メンタルヘルス不調などに陥り、職
場で事例化した際に上司や同僚、産業保健スタッフは対応を迫られます。近年はASD
をベースとした2次障害としてのメンタルヘルス不調が話題になっており、図1、図
2で挙げた患者調査のデータには、ASDを有する就労者が呈するメンタルヘルス不調
も含まれていると考えられますが、対応の詳細については第2節、第3節に譲ります。
　就労者のASDは増加しているのでしょうか？　私の知る限り就労者のASDに関する
詳細なデータは存在しません。しかし独立行政法人日本学生支援機構が毎年公表して
いる「大学、短期大学及び高等専門学校における障害のある学生の修学支援に関する
実態調査結果報告書」[4]によると、**図3**に示すように障害を有する学生全体のうち、い
わゆる発達障害と診断された学生の割合に大きな変化はありませんが、ASD、注意欠
如・多動症（ADHD）などと確定診断されるケースが増加していることが示されてい
ます。これらは今後も増加することが予想されます。彼らが卒業後、社会人になって

いくことを考えれば、今後、確定診断を受けたASD、ADHDなどを有する就労者の増加が見込まれます。

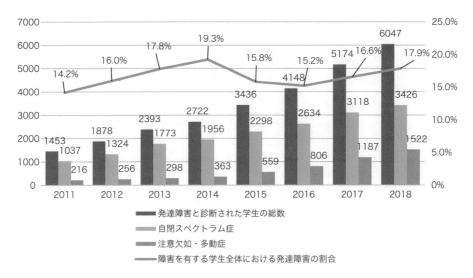

図3　発達障害と診断された学生の内訳（文献4より出口が作成）

※：「神経症性障害、ストレス関連障害及び身体表現性障害」のうち、代表的なものには、パニック障害、強迫性障害、重度ストレスへの反応および適応障害、解離性（転換性）障害、身体表現性障害などがあります。

3）メンタルヘルス不調による長期休職者の推移

（1）厚生労働省の2018年労働安全衛生調査によると、過去1年間（2017年11月1日から2018年10月31日までの期間）にメンタルヘルス不調により連続1か月以上休業した労働者（派遣労働者は含まず）がいた事業所の割合は6.7%、退職者（派遣労働者は含まず）がいた事業所の割合は5.8%でした[5]。

（2）一般職の国家公務員のうち、2016年4月1日から1年間の間に引き続いて1月以上の期間、傷病のため勤務していない者を対象に人事院が実施した国家公務員長期病休者実態調査によると、2016年度における長期病休者は、5,326人（全職員の1.94%）であり、男性は4,035人（全男性職員の1.80%）、女性は1,291人（全女性職員の2.56%）でした。傷病別では「精神及び行動の障害」※※※3,487人（長期病休者総数に対する割合は65.5%）、次いで「新生物」515人（同9.7%）、「循環器系の疾患」279人（同5.2%）、「筋骨格系及び結合組織の疾患」222人（同4.2%）、「損傷、中毒及びその他外因の影響」222人（同4.2%）の順でした。前回調査の3,468人（男性2,772人、女性696人）と比べ、「精神及び行動の障害」は3,495人（男性

2,700人、女性787人）で総数は増加、男性は減少、女性は増加していました[6]。
（3）2019年度に地方公務員安全衛生推進協会が一般職の職員79万人を対象に実施した調査「地方公務員健康状況等の現況」によると、2019年度中の職員10万人当たりの長期病休者数（疾病等により休業30日以上又は１か月以上の療養者）は、全疾病の総数で2,708.9人でした。このうち、「精神及び行動の障害」による長期病休者数は1,643.9人であり、2018年度と比較すると171.4人（10.42%）増加し、また、10年前の2009年度と比較すると約1.4倍となっています（**図4**）。また、長期病休

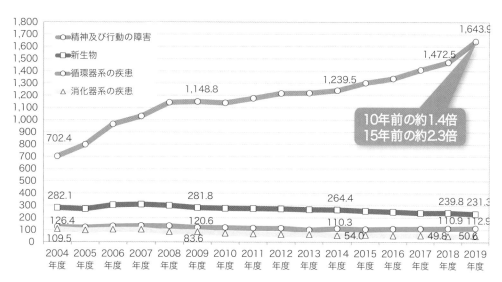

図4　主な疾病分類別の長期病休者の推移（文献７より）

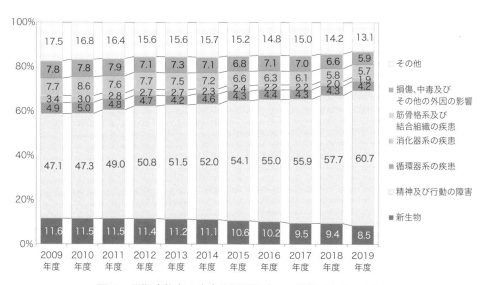

図5　長期病休者の疾病分類別構成比の推移（文献７より）

者の疾病分類別構成比は、2019年度の「精神及び行動の障害」の割合が60.7%と最も高く、その割合は年々増加し、2012年度から連続して50％を超えて推移しています（**図5**）[7]。

※※：メンタルヘルスに関する疾病として「精神及び行動の障害」があり、脳の機能的な障害や器質的な問題によって生じるものと定義されています。代表的なものには、うつ病、双極性障害、統合失調症、神経症性障害等があります。

4）うつ病などのメンタルヘルス不調による経済損失

(1) 「雇用契約」とは、労務供給契約の一つとして民法623条で定義されており、当事者の一方（労働者）が「労働に従事」し、相手方（使用者）が「これに対してその報酬を与える」契約をいいます。つまり会社と雇用契約を結んだ労働者は、給料分働いて属する組織に貢献する必要があります。しかし、うつ病などのメンタルヘルス不調を発症すると、プレゼンティーイズム、アブセンティーイズム※※※という形で労働生産性が低下し、また症状が重いほどプレゼンティーイズム、アブセンティーイズムに影響を与えることがわかっています[8]。

(2) 2005年、日本におけるうつ病による社会的損失は約２兆円と推計されました。その内訳は、外来費用、入院費用、薬剤費用などの直接費用が1,800億円、前述のプレゼンティーイズムやアブセンティーイズムなどの罹病費用が9,200億円、自殺などの死亡費用が8,800億円とされました[9]。また2009年、国立社会保障・人口問題研究所は、自殺やうつ病による社会的、経済的損失は２兆6,782億円と推計しました。その内訳は、①自殺を予防することによって得られるはずだった生涯所得が１兆9,028億円、②うつ病による自殺と休業による労災補償給付が456億円、③うつ病による休業によって失われる賃金所得が1,094億円、④うつ病がきっかけとなって失業した人への失業給付金が187億円、⑤うつ病がきっかけとなって生活保護を受給した人への生活保護給付金が3,046億円、⑥うつ病の治療に費やされた医療費が2,971億円とされました[10]。いずれの報告でもうつ病や自殺によって年間約２兆円を超える社会的・経済的損失が推計されており、うつ病などのメンタルヘルス不調は日本の経済に多大な影響を与えています。

※※※：プレゼンティーイズムとは「出勤はしているが、何らかの疾患や心身の不調により業務遂行能力や生産性が低下している状態」のこと、アブセンティーイズムとは「何らかの疾患や心身の不調による病欠、病気休業によって生じる生産性低下」のことをいいます。

5）おわりに

　メンタルヘルス不調は、発症した大切な従業員本人や家族に大きな影響を与えるだけでなく、医療費の増大、健康寿命の短縮、企業に対して人材の損失、プレゼンティーイズムやアブセンティーイズムによる生産性低下、などという形で社会に多大なる影響を及ぼします。「働くことは、働き盛りの健康な人々、障がいを持つ人々、健康問題を抱える多くの人々、社会保障を受給する人々などの全ての人々に対して、精神的健康や幸福感を向上させ、健康維持に役立ち、失業による健康への悪影響を取り戻してくれる。」ことがわかっています[11]。現代の企業には、様々な従業員が心身共に健康的に働くことができる環境を整備することを再確認し、推進することが求められています。

第2節　背景にある発達障がい（特性）の可能性

　皆さんは職場の同僚や部下について以下のようなことで困ったことがあるでしょうか。

　何度注意されても単純なミスを繰り返す。
　頻繁に少しだけ遅刻をしてくる。
　落ち着きが無く、じっとしていられない。

　何度教えても仕事が覚えられない。
　同時に複数の作業を指示すると混乱する。
　順序立ててものごとを行うことが難しい。

　自分の仕事のやり方にこだわる。
　やりたいことにだけ度を越して集中する。
　予定、やり方などが急に変更されるとパニックになる。
　報告・連絡・相談すべき時にしてこない。

　場の空気を読めず職場で周囲から浮いている。
　上司に敬語を使えない。同僚に妙に堅苦しく話す。

> 言葉や表情、ジェスチャーなどをうまく使えない。
> 音や光、臭いなどを気にする。

　これらの問題の背景には発達障がいが存在している可能性があります。ただし、どれもがよく職場で見かける問題ですし、恐らく自分でもいくつかは当てはまるものがあるのではないでしょうか。発達障がいは他の精神障がいと違い、その有無というよりも、その程度が強い、弱いといった捉え方をします。他の病気と違い生来のもので、治療によって症状を無くすといった考えでは理解することが困難なものです。上記項目のような問題は精神症状によるものとは異なり、環境調整や人事的な対応で解決することがほとんどですが、これらの程度が強く、労務的な観点からでは対応困難な場合は医学的な対応が必要になることもあります。

　しかし、この様な問題については、業種や職種、立場、企業風土などによって受け入れられるものが異なり、同じ行動であっても職場によっては問題視されることもあるし、許容されることもあります。上記のような問題がみられる多くの就労者は発達障がいの診断を受けていない方でしょう。それは彼らの能力のばらつき、発達の偏りなどから生じる問題点が、自身のそれを補完する能力や周囲のサポート、許容的な環境・風土などのおかげでこれまでは目立たなかったということを意味しています。そして今、問題行動がみられているということは、現在の職場環境、職場のルールが彼らのもつ特性と上手くかみ合っていないことを示してもいます。このかみ合わなさの度合いに比例して、本人の負担は大きくなり、適応障害やうつ病のような二次的な精神障がいに結びついていきます。

　注意すべきこととして、これらの問題の背景には発達障がいの存在が疑われますが、業務におけるすべての問題を発達障がいの特性によるものと安易に決めつけてはいけません。彼らの起こす問題のために、つい攻撃的に彼らを追い詰めてしまい、さらに問題が増えていることもありますし、過酷な労働環境のせいで、発達障がいのようにみえていることもあります。その環境に置かれたら誰でも同じように問題が起こるのか、その就労者だけにそのような問題が起こるのかを想像してみることも重要です。

 第3節　特性による事例性からアプローチすることの重要性

　近年では発達障がいの存在が知られるようになり、何か就労者が問題を起こすと上司や同僚が発達障がいのせいであると思い込んでしまうことが多く見られるようにな

りました。これまでなら職場で許容されていたような、些細な発言や行動上の問題に対しても障がいのせいだからと無闇に問題として取り上げたり、逆にどうにもならないものと諦めて何の対応もしないなど、本人にとって不利な対応が行われることもあります。

　発達障がいの診断、特に成人してからの診断は専門家でも困難なことが多く、簡単ではありません。問題を繰り返す就労者を発達障がいと決め付けることで、自分たちにはどうにもならないので医療で対応すべきものと対応を諦めてしまいがちです。しかし実際は就労者の発達障がいによる特性に対しては職場環境の調整や周囲のサポートなど職場の配慮が非常に重要で、それにより本人も働きやすくなり周囲の負担も軽減されます。

　職場において、一般的にはメンタルヘルス担当者は産業医や保健師などを除いては専門家ではありません。また産業医や保健師もメンタルヘルス対応を専門としないことが多くみられます。そこで一般的に職場でのメンタルヘルスの問題を「事例性」と「疾病性」の２つに分けて把握していくと、理解しやすく、その後の対応もスムーズになります。

　「事例性」とは業務の中で実際に起こってくる問題で、疾病による困った状況、活動の制限、周囲への影響など、関係者がその変化に気がつくことができるもの、もしくはそういった見方を指します。一方、「疾病性」とは症状や病名、診断、重症度、治療法などに関することで、専門家が判断する分野、見方です。以下に事例性と疾病性の例を示します。

事例性の例

- ● 仕事の能率が低下した
- ● 仕事がいいかげんだ
- ● 遅刻や無断欠勤が多い、出勤状況が不規則だ
- ● 今までは出勤がきちんとできていたのに、先月は10回休んで、今月もすでに７回休んでいる
- ● 上司の指示に従わない
- ● 仕事に集中できず、周囲に負担をかけている
- ● 職場の規則を守らない
- ● 問題のある状況を本人は少しも自覚していない

疾病性の例
● 多動がある
● 被害妄想が明らかだ
● 自閉スペクトラム症だ
● 認知行動療法が適応になる
● このサプリメントがいいと聞いた
● ADHDの薬を飲めばいいのに

「事例性」とは業務を遂行するうえで支障となる具体的な事実であり、できるだけ客観的に、誰が見ても同じ評価になる物事が望ましいでしょう。メンタルヘルス不調が疑われるケースが発生した際に担当者が陥りやすい罠として、知らず知らずのうちに専門家と同じ視点から問題を把握しようとしてしまうことがあります。精神的な不調を来しているのでは、と周囲が感じた際には、精神医学的な診断や、治療的判断を下す（疾病性）のではなく、本人もしくは周囲にどう影響しているか、仕事上での不都合は何か（事例性）をとらえることが重要となります。ただ発達障がいの就労者の事例性として、例えば昼休みの雑談が出来ないなどの仕事に関連のないもの、周りが忙しくても休み時間をきっちり取るなどの就業規則内での行動などがあり、周囲は気になって問題視する傾向があります。しかし、これらを事例性として改善させようとしても、困難などころか、業務効率も上がらないことからこれらをとりあげるメリットは小さいでしょう。

以下に発達障がいをもつ就労者の事例性を対応の中心に置くことのメリットをあげます。
1）専門家でなくても対応が可能になる
発達障がいの症状は把握することが難しく、評価が困難です。事例性を把握することはメンタルヘルス対応の専門家でなくても可能ですし、むしろ職場の専門家とも言える管理監督者や人事労務担当者などのほうが、業務上の問題である事例性を把握しやすいのです。
2）事実に基づくことなので他者に伝えやすい、理解してもらいやすい
就労者の職場での問題を専門家など他者に分かりやすく説明する際には、事例性を取りあげましょう。職場は当該就労者や家族をサポートする形で問題解決への道筋をつけていくのが原則ですが、職場主導だけでは解決は困難です。発達障がいを診療する医療機関など専門家に橋渡しを行い、事例性の情報を伝えることで専門家の治療・診断に役立ちます。曖昧な表現ではなく、欠勤や遅刻した具体的な回数、業務遂行量の低下など、実際に困っている客観的事実、つまり事例性を伝えましょう。情報提供

に際しては本人の同意が得られていることが原則です。

3) 客観的な視点を持ち、対応者間の評価のばらつきを少なくすることができる

　職場で問題を繰り返すような就労者に対して、上司や同僚がネガティブな感情を持つこともあります。そのような場合に当事者を評価しようとしても、当人の問題の部分にばかり目が行ってしまい、その結果当人を責め立てるような評価しか出てきません。発達障がいを持つ方は問題となる部分もありますが、逆にとても秀でた部分を持つことも少なくありません。そのような秀でた部分を生かすことが職場での発達障がいの対応としては重要になってきます。このような場合にも、客観性を持った事例性に基づいた評価をすることで、就労者が過度に悪い評価をつけられてしまうことを防ぐことが出来るでしょう。

4) 目標を明確にできる

　職場復帰支援においても事例性に基づいた見方が必要になります。発達障がいは治癒するという概念ではとらえることが難しいため、直接業務に関係ない部分と、職場で要求される職務を遂行するために問題となる部分を区別して把握することが必要となります。業務に関係のない部分は職場で許容することが必要となることもあります。事例性の改善が本人の回復の指標となり職場復帰の目標となるでしょう。

5) 自身の問題を認識していない場合でも対応できる

　発達障がいをもつ就労者はこれまでの人生の多くを障がいと共に生きてきています。社会適応上、問題となる部分、苦手な部分に関しては、自分なりのやり方を身につけ工夫することで、なんとか対処しています。苦手な部分に対して過去に何度も他者から責められて傷ついていることが多く、苦手な部分を自分で見つめなおすこと自体が大きなストレスになるため、苦手な部分を意識しない、無視することで気持ちの平穏を保っていることもあります。このような場合、周囲から見ると問題が積み重なっているのに、本人にはどこが問題か理解できていないことが多いのですが、事例性に基づく説明は問題点を本人と共有しやすく目標を具体的に示せるため、本人の改善への意欲も高めてくれます。

　このように事例性を中心にする考え方は、発達障がいに関わらず職場のメンタルヘルス不調対応に共通する考え方です。事例性に基づいた問題の整理を行い、労務管理上の問題として対応する部分と、社内の健康管理部門や外部の専門家につなげていく部分を分けることが重要です。

【文献】••

1) 厚生労働省、平成29年（2017）患者調査の概況　https://www.mhlw.go.jp/toukei/saikin/hw/kanja/17/dl/01.pdf

2) American Psychiatric Association: Diagnostic and statistical manual of

mental disorders, 5th ed., Washington, DC, 2013（高橋三郎，大野 裕監訳，染矢 俊幸，神庭重信，尾崎紀夫，三村 將，村井俊哉訳：DSM-5 精神疾患の診断・統計マニュアル.東京，医学 書院，2014）.

3）神尾陽子：平成20-22年度 厚生労働省科学研究費補助金 障害者対策総合研究事業 精神障害分野 1歳からの広汎性発達障害（PDD）の出現とその発達的変化：地域ベースの横断的および縦断的研究　報告書、2011.

4）独立行政法人　日本学生支援機構：大学、短期大学及び高等専門学校における 障害のある学生の修学支援に関する実態調査結果報告書 2011-2018.

5）厚生労働省、平成30年「労働安全衛生調査（実態調査）」の概況 https://www.mhlw.go.jp/toukei/list/dl/h30-46-50_gaikyo.pdf

6）平成29年　人事院　年次報告書　https://www.jinji.go.jp/hakusho/h29/1-3-05-2-1.html

7）令和元年度　地方公務員健康状況等の現況の概要　http://www.jalsha.or.jp/wordpress/wp-content/uploads/2021/02/★R2地方公務員健康状況等の現況の概要.pdf

8）Johnson DA., Harvey SB., Glozier N., et al. The relationship between depression symptoms, absenteeism and presenteeism. Journal of affective disorders, 256: 536-540, 2019.

9）Sado, M., Yamauchi, K., Kawakami, N., et al. Cost of depression among adults in Japan in 2005. Psychiatry and Clinical Neuroscience, 65;442-450, 2011

10）金子 能, 佐藤 格. 自殺・うつ病対策の経済的便益の推計の概要. 国立社会保障・人口問題研究所社会保障基礎理論研究部. 2010.

11）Waddell G, Burton A. Is work good for your health and well-being? London: The Stationary Office. 36-38.2006.

企業での取組み

株式会社トーコー

　ここ数年は、採用前の職場実習にあたって、診断名や手帳の等級ではなく、特性表出の具体的な事例と簡単な対処方法だけを職場に伝えるようにしています。障がいではなく、その人自身の仕事に取り組む姿勢や業務スキルの伸びしろにフォーカスして、しっかり評価してもらうためです。その甲斐あってか、形式的な面接をしていた時よりも、採用の精度や初期定着の安定性は大きく改善されてきました。

　採用後の配属部署では、役職に関係なく、"いちばん話しかけやすい人"が、職場お世話係として個別にサポートしてくれています。一緒に働きながら関わりを深める中でその人の持ち味を知っていく、職場でのつきあい方をお互いに学んでいく、という無理のないスタンスです。

　先日も先輩のお世話係の社員が、新任のお世話係に対して、「いやだということでも、仕事だからまずはやってもらってね。苦手だということは、やりやすくなるように工夫してあげてね。」と普通にアドバイスしていました。よく外部の支援者の方から「トーコーさんの職場は、ナチュラルにも程がある！」と言われるのは、こういうところなのかなと感じました。

第3章

発達障害を有する労働者への気づきと対応、その背景

（第1節）
大阪市立大学大学院医学研究科　神経精神医学

出口 裕彦

（第2節）
大阪市立大学大学院医学研究科　神経精神医学

井上 幸紀

1) 1980年代に米国の経営心理学者であるローゼンは、200社に及ぶ米国企業を対象として、ストレスを生みだす仕事や組織マネジメントのあり方と従業員の健康や組織の生産性について調査・分析し、従業員の健康が企業の生産性や利益の向上に結び付いていることを検証しました[1]。リスクマネジメントの視点から捉えていた健康管理を経営的視点から捉えるべく、日本でも「健康経営」という概念が作られ、2006年に特定非営利活動法人健康経営研究会が発足し、啓発や研究活動が展開されています。健康経営研究会ホームページの中で、「健康経営とは『企業が従業員の健康に配慮することによって、経営面においても大きな成果が期待できる』との基盤に立って、健康管理を経営的視点から考え、戦略的に実践することを意味しています。従業員の健康管理・健康づくりの推進は、単に医療費という経費の節減のみならず、生産性の向上、従業員の創造性の向上、企業イメージの向上等の効果が得られ、かつ、企業におけるリスクマネジメントとしても重要です。従業員の健康管理者は経営者であり、その指導力の下、健康管理を組織戦略に則って展開することがこれからの企業経営にとってますます重要になっていくものと考えられます。」と紹介されています[2]（**図1**）。このように企業にとって、従業員の健康管理、健康保持・増進を行うことは、医療費の削減や適正化、従業員の創造性の向上、労働生産性の向上、さらには企業イメージの向上等につながることであり、健康経営においてはそうした取り組みに必要な経費は単なる「コスト」ではなく、将来に向けた「投資」であるととらえられます。

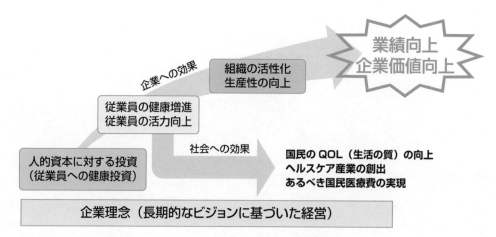

図1　企業の「健康経営」ガイドブック～連携・協働による健康づくりのススメ～（文献3より）

2）　健康経営に対する企業の取り組みを評価、支援する動きも広まっています。経済産業省は東京証券取引所と共同で、従業員の健康管理を経営的な視点で考え戦略的に取り組んでいる企業を「健康経営銘柄」として選定し公表することにより、企業の健康経営の取り組みが株式市場等において、適切に評価される仕組みづくりに取り組んでいます。本制度は、日本再興戦略に位置づけられた「国民の健康寿命の延伸」に関する取り組みの一つで、経営から現場までの各視点から健康の取り組みが行われているかを評価するため、「健康経営が経営理念・方針に位置づけられているか」「健康経営に取り組むための組織体制が構築されているか」「健康経営に取り組むための制度があり、施策が実行されているか」「健康経営の取り組みを評価し、改善に取り組んでいるか」「法令を遵守しているか」などの観点から評価を行います。「健康経営銘柄2019」では、28業種37社が選定されました[3]。

　また経済産業省は特に優良な健康経営を実践している大企業や中小企業等の法人を顕彰する健康経営優良法人認定制度を設けており、健康経営に取り組む優良な法人を「見える化」することで、従業員や求職者、関係企業や金融機関などから「従業員の健康管理を経営的な視点で考え、戦略的に取り組んでいる法人」として社会的に評価を受けることができる環境を整備することを目標としています。本制度では、規模の大きい企業や医療法人等を対象とした「大規模法人部門」と、中小規模の企業や医療法人等を対象とした「中小規模法人部門」の2つの部門により、それぞれ「健康経営優良法人」を認定しています。2021年3月4日付けで「健康経営優良法人2021」が発表され、大規模法人部門に1801法人、中小規模法人部門に7934法人が認定されました[4]。

第2節　職場や周囲が配慮すべきこと（発達障害を中心に）

1）いかに職場で発達障害を疑い対応するのか

　労働者の発達障害は、入職時からそれが明らかになっていることは多くはありません。職場で発達障害をどのように疑うのでしょうか、またどのように対応するのでしょうか？　職場で発達障害を見つける場合、発達障害を特別視するのではなく、職場でうまく働けていないことを見つける努力が必要となります。すなわち、職場でうまく働けていない原因の一つとして発達障害を疑うことになります。そのためには、国の示した「事業所における心の健康作り対策の4つのケア（2000年）」が基本になり

ます。4つのケアとは、

① セルフケア：労働者本人のストレス対策、ストレス発散
② ラインによるケア：管理監督者が行う職場環境などの改善と相談への対応
③ 事業場内産業保健スタッフ等によるケア：産業医などによる専門的ケア
④ 事業場外資源によるケア：事業場外の専門機関によるケア

ですが、そのラインによるケアを充実させ、本人のいつもと違う状態、仕事上で問題視される状態である「事例性」に管理監督者が注目し、その改善に医療受診が役立つならば、速やかに事業場内産業保健スタッフ等と協調する体制を作ります。

　発達障害には知的障害が伴う場合と、伴わない場合があります。発達障害に知的障害が伴う場合には、入職後の比較的早期に人間関係構築、臨機応変な対応、同時並行業務が困難などの事例性や精神症状で発達障害を疑うことが可能です。その場合は、その個人の知能・学習能力・協調運動・社会性・多動／衝動性などの程度を評価する必要があります。これら本人の特徴を理解し、職務配慮や支援方法を検討していくのですが、もし専門医受診に結びつけることができれば、様々な検査を踏まえて正しい診断がつき、心理・行動療法や薬物療法を含めた様々な対応を相談することができます。一方、知的障害のない発達障害は、幼少期から問題はあるはずですが、学業優秀などで目立たず、成人期に初めて問題視されることがあります。彼らはまじめで単一作業は得意なため評価され出世することも多いのです。ただ出世とともに新たな職場環境となり、それに適応できずに様々な事例性が表面化し、発達障害の特性が明らかになることもあるのです。この場合も事例性を理由として専門医受診ができれば、様々な検査を踏まえた正しい診断に基づき、心理・行動療法や薬物療法を含めた様々な対応を相談することができます。

　ADHDでは、注意不足や多動性や衝動性が問題になります。ASDでは、コミュニケーションと相互交流の困難さ、また様々なこだわりの強さと感覚過敏が問題となります。これらの問題は特性から生じる事例性なので、慣れた仕事と環境であれば事例性が生じないことも多いものです。特性が目立つようになるのには、発達障害の特徴、個別特性、生活環境、生育歴、知的水準、周囲からの支援の有無など多くの要因が影響します。その結果、職場で不適応状態となり、心の問題、身体的問題（ストレスによる胃潰瘍や頭痛などの心身症）、ADHDでは怪我などに結びついてしまいます。また職場での不適応は抑うつ、不安、緊張、不眠などとして現れ、不注意や対人関係の更なる悪化などの悪循環に結びつきます。管理監督者は何が問題か事例性を評価し、不適応の改善を目指すことが大切です[5]。

2）職場環境の調整

　発達障害はその個人の特性とも考えられるので、完全にその症状をなくすことはで

きません。本人に対する教育や心理・行動療法、本人自身の取り組みなども重要ですが、職場での受け入れ態勢の整備もまた本人の就労継続には重要です。米国国立労働安全衛生研究所（NIOSH）は働く人のストレスには職場のストレスに加え、職場外のストレスや個人要因、上司や家族などの緩衝要因を含め様々な要因があるとして、それらストレスと心身の不調の関係を示しています[6]（**図1**）。同じNIOSHが職場環境を通じたストレス対策のポイント7項目を提案しています[7]。

- ✓ 過大あるいは過小な仕事量を避け、仕事に合わせた作業ペースの調整ができること
- ✓ 労働者の社会生活に合わせた勤務形態の配慮がなされていること
- ✓ 仕事の役割や責任が明確であること
- ✓ 仕事や将来の昇進・昇給の機会が明確であること
- ✓ 職場でよい人間関係が保たれていること
- ✓ 仕事の意義が明確にされ、やる気を刺激し、労働者の技術を活用するようにデザインされること
- ✓ 職場での意思決定への参加の機会があること

とされ、これらは快適な職場を作るために常に考慮すべき事項といえるかもしれません。

また日本では従業員50人以上の事業所にストレスチェックが義務付けられていますが、この目的は、個人に対してそのストレス度を評価しフィードバックするととも

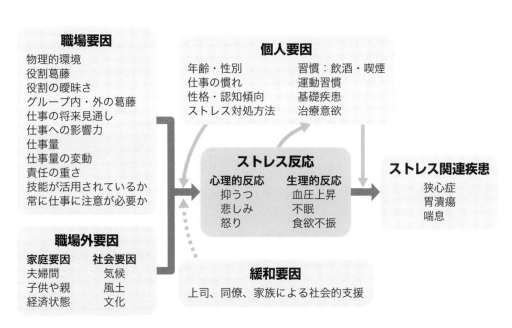

図1　職業性ストレスモデル
（NIOSHの職業性ストレスモデル[6]を一部改変

に、希望した高ストレス者に面接を行うことでメンタルヘルス不調の一次予防に資することです。また10人以上の職場単位でそのストレスの度合いを全国の組織と比較することで職場環境改善に結びつけることが努力目標とされています。各々の職場が働きやすい環境を作ることが求められているのです。

3) 発達障害を持つ労働者への職場対応

　発達障害を持つ労働者に対する職場での基本的な対応としては、まずは障害を前提としない、上述のような職場で普段からできる範囲の配慮を行います。それで解決できなければ職場として障害を前提とした合理的配慮を行います。職場での対応だけでは十分な就労環境を作れない場合にはじめて医療に結びつけることを検討します。ただこの場合も、職場で思い込みから病名をつけることは厳に慎み、あくまで事例性や個人の特性のために就労に影響があること、その改善のために専門医の援助を受けるという姿勢が大切です。

　発達障害の労働者に対する職場全体の配慮としては、厚生労働省によると[8]、「短時間勤務等勤務時間の配慮」が76.8%と最も多く行われ、次いで「通院・服薬管理等雇用管理上の配慮（53.2%）」「配置転換等人事管理面についての配慮（52.5%）」が行われています。発達障害を疑うもしくは持つ人への個人的対応としては、労働者に限らず、

- ✓ 相手の行動をよく理解する
- ✓ 相手の話にしっかりと耳を傾ける
- ✓ 相手への伝え方を工夫する
- ✓ 上手に褒める
- ✓ 小さな段階を踏んで取り組んでいく
- ✓ 無理強いはしない

などが基本とされており、それを周知します。ただ同じ発達障害のある人でもその能力や生じる事例性には大きな違いがあります。発達障害を疑うもしくは持つ労働者には診断の有無にかかわらず、その人の現状に合わせた支援を考えることが大切です。仕事上では基本的対応を踏まえたうえで個人に合わせ、

- ✓ 業務指示は順序立てて一つずつ行う
- ✓ 指示は具体的に（相手、場所、時間、個数、など）行う
- ✓ 常識であっても基本的な助言を明確に行い、問題点と解決策を具体的に伝える
- ✓ 目で見た方が理解しやすい人が多いので、メモや図をできるだけ利用する
- ✓ 音やにおい、皮膚の感覚などに敏感であることも多いので（感覚過敏）、就労状況を考慮し個室にする、音が気になればイヤホンの使用を許可する、作業着の皮膚感覚に違和感があればそれを強制しないなどの配慮を行う

など様々な対応を考慮します[9]。

　様々な配慮を職場は検討し実行するのですが、対応詳細は本人との話し合いと合意になります。ただ職場の考える配慮の内容によっては本人のプライドやこだわりからそれを断る場合もあるかもしれません。その場合はどのように考えたらいいのでしょうか？　職場には安全配慮義務というものがあり、「労使間の信義則上の義務に基づき、健康管理、安全配慮義務の措置をとること」になっています。そのため、発達障害を持つ労働者にもできる限りの職務配慮を行うことが求められます。一方労働者にも自己保健義務が課せられており、労働者は「信義に従い誠実に権利を行使しつつ義務を履行しなければならない」「労務指揮に関係ない場合の健康保持は労働者自身がその責任で行う」「メンタルヘルスは、事業者の措置に協力する」などと規定されています。実際に就業上で問題が生じており、それが発達障害という問題に起因している可能性があるのであれば、その事例性の改善に労働者も協力する義務があります。職場や労働者が一方的に立場や考えを主張するのではなく、お互いの考えを十分に話し合ったうえで対応を決めていくことが、労働者が長く働ける職場環境の確立には欠かせません。

【文献】

1) ロバート.H.ローゼン　ヘルシー・カンパニー—人的資源の活用とストレス管理、東京、産能大学出版、1994/2（宗像恒次　監訳）

2) 経済産業省：健康経営銘柄　https://www.meti.go.jp/policy/mono_info_service/healthcare/kenko_meigara.html

3) 経済産業省 商務情報政策局 ヘルスケア産業課、企業の「健康経営」ガイドブック〜連携・協働による健康づくりのススメ〜、2016、https://www.meti.go.jp/policy/mono_info_service/healthcare/kenkokeiei-guidebook2804.pdf

4) 経済産業省：健康経営優良法人認定制度　https://www.meti.go.jp/policy/mono_info_service/healthcare/kenkoukeiei_yuryouhouzin.html

5) 三上克央　教育講演3・発達障害と職場での対応　産業精神保健27巻増刊号 P90, 2019.

6) Hurrell JJ et al：Exposure to job stress-a new psychometric instrument. Scandinavian Journal of Work, Environment & Health. 1988:14(1):27-28.

7)「健康経営」推進ガイドブック　岡田邦夫　経団連出版　2015

8) 厚生労働省　平成30年度　障害者雇用実態調査

9) 三上克央　教育講演3・発達障害と職場での対応　産業精神保健27巻増刊号 P90,2019.

企業との連携時に主治医として困ったこと

大阪市立大学大学院医学研究科　神経精神医学　宮脇　大

　苦手な人の前で「フリーズ」してしまう自閉スペクトラム症特性を持つ患者（被雇用者）さんがおられました。この人は人前で話す時の緊張が強いのですが、休職したことは無く、職場に自身の特性について伝えたこともありませんでした。最近、威圧的に思える同僚とのペア業務が耐え難くなり、上司に相談をもちかけました。すると相談をした上司から「自身の発達障がい（特性）について皆に説明したほうがよい」と言われました。その人は口下手でしたので、主治医としてはすぐには賛成できませんでした。しかしその後、上司から再度「自分のことは自身が一番よく理解しているはずだ。何に困っているか、どんな風に配慮してほしいのか自分の言葉できちんと伝えるべきじゃないか。」と催促されました。その人は同意し、カミングアウトにチャレンジすることになりました。結果は上手く行きませんでした。その人は「苦手なところだけフォローして欲しい。それ以外は精一杯頑張るつもりだ。」と伝えたかったのです。しかし、同僚達には「自分には発達障がいがあるから苦手なところは変えられない。大目に見て欲しい。」とだけ伝わったようです。「身勝手」「わがまま」と不評を買ってしまいました。当方から産業保健スタッフに相談し仲介してもらうようにすべきでした。自分の発達障がい特性について理解している人であっても、職場の人に誤解を生まないように説明するのは難しいのです。

第4章

発達障がい特性の考え方

大阪市立大学大学院医学研究科
神経精神医学

宮脇　大

「マイペース過ぎる」、「こだわりが強い」、「うっかりミスが多い」、「そそっかしい」。近年の発達障がい概念の普及に伴い、このような子どもや大人を“発達障がい特性のある人”として理解し、困りごとに対して援助しようとする場面が増えてきました。同時に、「少々変わり者」とみなされたことがあったとしても、成長して生活への支障が無くなる人も多く、社会で成功するようになった人や趣味を楽しみ充実した生活を送っている人が多いことも分かってきました。このような場合、“障がい”とみなす必要はありません。一方で、社会人になって初めて、職場での周囲とのコミュニケーションを深めることや仕事の段取りで行き詰まり、「発達障がいでは？」と相談が持ちかけられる機会も増えました。つまり、発達障がい特性があっても困っている人も困っていない人もいること、さらに同じ人でも時期によって困る時も困らない時もあるのです。また発達障がい特性の強さと、社会適応の困難さが必ずしも比例するわけではありません。そのため、発達障がい特性のある人を、“発達的少数派”とみなす視点が主流になりつつあります。これは当事者から医療や障がい福祉などのサービス利用の希望がある時には従来通りに援助し、平生は“少数派”ならではの苦労を理解し、共存しようとする視点です。

　元来、発達障がいとは、対人関係やコミュニケーションの独特な発達の偏りやこだ

10％近い人がなんらかの特性を持つ
それぞれの境界はあいまいで重複あり

ADHD：注意欠如・多動症

ASD：自閉スペクトラム症

知的発達症
（知的能力障がい）
全般的な精神発達の遅れ

限局性学習症
（学習障がい）
読字、書字や算数の障がい

他にもコミュニケーション症群、チック症なども含まれる

図　発達障害（神経発達症）のイメージ図（文献2より）

わり行動がみられる「自閉症」を中心とし、それに類する障がいのことを指す用語でしたが、実は正式な医学用語ではありませんでした。現代の発達障がいは、生来的な脳の特性に起因すると推測される仲間を組み入れることで範囲を広げ、神経発達症とも呼ばれるようになりました。本邦でよく使われているアメリカ精神医学会の診断基準であるDSM-5[1] では、神経発達症のなかに注意欠如・多動症（ADHD）、自閉スペクトラム症（ASD）のほかに、知的発達症（知的能力障がい）、限局性学習症（学習障がい）、コミュニケーション症、運動症およびチック症が含まれています。

　発達障がいを持つ子どもや大人への支援は、それを持たない定型発達者、つまり"発達的多数派"が生活に困った時への支援が一律でないのと同じように、個別性を重視すべきです。しかし、ADHD特性やASD特性を持つ人では、現代社会の生活上でつまずき易い"ツボ"のようなものがあります。我々が、それを知っておくことは同僚、友人、家族、時には自分の特性理解とサポートに役立つかもしれません。

　なお本章は、ADHD特性やASD特性を持ち、かつ知的発達症を持たない人について記述します。ただし、以下の点にご留意いただきたいです。

- 　一口に発達障がいと言っても、その範囲は広く、本章で述べるADHDとASDは発達障がいの一部に過ぎません。
- 　大人の発達障がいの診断は、専門医でも難しいものです。難しい理由は後ほど述べます。
- 　症例は個人が特定されないようにわずかに改変しています。
- 　発達障がい特性に関する知識を、発達障がいの診断に使うことはお勧めできません。発達障がい特性を持つかもしれない同僚の理解を深めるために、そのサポートのために使ってください。

第2節 ADHD特性とASD特性
—大人の発達障がいの診断は難しい—

まずAさんとBさんを紹介します。

ケース1　50代男性　Aさん

　Aさんはユーモアがあり、人気のある会社員です。でもそそっかしく、時々アポイントを忘れます。机はたいてい散らかっており、よく席を立ちます。今日も「まずい。会議に遅れそう」と言って部屋を出ていきました。いつも時間に追われている様子でそわそわと忙しそうです。人に質問をしておいて、その返答を聞き終わらないうちに別の用事を始めてしまうこともあります。飲み会ではスマホや

上着を店に置いてきてしまうことがあったため、面倒見のよい同僚から「Aさん、今日は忘れ物していない？」と声をかけられています。

　Aさんは「ごめん、ごめん。オレってうっかりしているから」「君のお陰で本当に助かったよ。いつもありがとう」「懲りずにこれからも頼むよ」と謝ったり、人に手伝ってもらうことが上手です。「Aさん、いい加減にしてくださいよー。また忘れていますよ。」と部下にすら呆れられることもあります。しかし、Aさんは事あるごとにお土産を配ったり、お礼をしたりします。同僚達には「Aさんに悪気はないみたいだから、頼まれたなら力になってあげたい」と思われており、慕われています。また同僚には、会議の始まりに自分の姿が無かったらすぐに連絡してもらうよう依頼しているため、大遅刻にはなりません。書類の提出などの細かな仕事の締め切りは遅れがちで同僚をハラハラさせますが、請け負った仕事全体としては最終的にはなんとか帳尻を合わせることができています。

　家でのAさんの様子です。右手に鞄を、左手にゴミ袋を持って家を出て、会社に着いたときには右手にゴミ袋だけを持っていたことがあります。ゴミ置き場で鞄を回収するはめになった妻にはこっぴどく叱られたそうです。気が付くとゴルフバッグのクラブが2本足りません。どこかに置いてきたのでしょう。近年は、夫婦の会話は少なく、ぎくしゃくしているようです。娘には「お父さんはがさつ。うざい」と不評で、得意のおやじギャグも聞き流されています。

ケース2　40代男性Bさん

　Bさんは、仕事のミスが無いと評価されている会社員です。仕事の手順やマニュアル作りが得意です。デスクも整然としています。しかし、自分のやり方を曲げないところがあり、価値観の合わない人に厳しい一面があります。部下からは尊敬されている反面、煙たがられることもあり、「パワハラ上司」と陰口を言われることもあります。Bさんは、平生も会議中も単刀直入です。場を和ませるスモールトークは無く、いきなり用件から始めます。初対面の人を、その押しの強さで困惑させることもあります。Bさんの後輩への接し方は独特です。多くの同僚が「〇〇さん、頑張っているのは分かるけど、今回はちょっと問題があるよ」「まあ上手くいかないこともあるよ。期待しているから次は頑張って！」などと部下の性格に合わせてダメ出しをし、叱った後のフォローも欠かしません。ところが、Bさんは違います。「社会人なら〇〇するのが当たり前」、「君だけメール返信がまだだ。早くして」とピシャリと言います。「そろそろ〇〇したほうがいいと思うよ」や「メール読んでくれたかな？」といった言い方はしません。回りくどく感じるようです。取引先の人物の現代風の名前に違和感があったのか「キラキラネームをつけられた子どもはまともに育たない」と決め付けた見解を公言し、周

囲をハラハラさせたこともあります。何人かの同僚の子どもがよく似た名前だったからです。誰かの不手際で予定がずれてしまった時は不機嫌です。同僚から見ると当事者の表情や仕草から反省の色が窺える時でさえ、「君のせいで遅れてしまった。これで３回目だ」とダメ押しします。一方、部下の髪型やデスクの配置の変化、部下のメール返信の早さの順番など他の人なら気付かない変化や細かな部下の仕事ぶりも把握しており、概ね周囲から好評です。また慣例を踏襲した精緻な仕事ぶりも高く評価もされています。ただし、「前の髪型のほうが良かった」と余計な一言が時にあるのが玉に瑕です。

　Ｂさんは歴史にとても詳しいです。一度は、新入社員の出身地がＢさんのお気に入りの地であることを知ると、「△城には行った？」「どこが良かった？」「あの天守閣の違いが分かった？」など話が止まらなくなったことがあります。実は、その社員はお城に興味が無かったのですが、Ｂさんに合わせたほうが良いと思い、自分も好きであるかのような方便を言ったのです。そうするとＢさんは、まるでクイズのような怒涛の質問をし、その社員は返答に窮することになりました。一方でドラマ好きの同僚の世間話にはまったく興味がなさそうです。Ｂさんには、相手の話をストレートに受け取る実直さがあります。またＢさんはグルメですが、味の好き嫌いがはっきりしているため、同僚達はお土産のお菓子を選ぶのに気を遣っています。

①　ADHD特性と診断

　ADHD特性を単純に言うと「そそっかしさ」のことです。こう言ってしまうと「かなりの人が当てはまるのでは？」と思われるでしょう。その通りです。多くの人がある程度はADHD特性を持っています。この「そそっかしさ」は、さらに２つに分けることができます。「不注意」と「多動／衝動性」です。不注意とは、うっかりミスの多さや計画通りにコツコツと積み重ねることの苦手さのことです。多動／衝動性は、落ち着きの無さやじっくり待つことの苦手さを指します。ADHD特性のある人は、不注意と多動／衝動性の両方ともある人、あるいは、どちらか一方がある人のことです。Ａさんは両方持っているようです。

　ではどのような時にADHDと診断するのでしょうか。ＡさんはADHDと診断されるのでしょうか。驚くべきことに客観的なADHDの診断基準はまだありません。通常、病気の診断には血液などの検査の数値やレントゲンやCTスキャンなどの画像診断などの明確な基準があります。ところが、ADHDではそれらがまだ分かっていません。これはADHDだけでなく、ASDにも当てはまります。これが、発達障がいの診断が難しい第１の理由です。現時点では、仕方なく一定の行動の特徴があれば診断してもい

いでしょうという基準が作られています。発達障がいの原因がまだ十分に解明されていないため、あくまで暫定的な基準です。診断基準にはっきり当てはまる人とはっきりと当てはまらない人の間には、どちらにも分類できないグレーゾーンの人がたくさんいることになります。ですので「わざわざ障がい扱いする必要はないのでは？」や「大人になれば、整理整頓するくらい努力次第で何とかなるはず」という意見も聞かれます。しかし、ADHD特性やASD特性そのものは、本人が努力しても根本的に変化させることが困難で、持続しやすいことが知られています。確かにADHD特性があっても、皆さんの職場に就職するような能力を持つ人であれば、まとまった時間さえあればデスクを整理することができるでしょう。しかし、その状態を何週間も維持しておくことは頑張っても無理かもしれません。生産性と効率性を重視する現代社会において、発達障がい特性を持つ多くの人は、多数派に合わせようと懸命に努力し、強いストレスを感じていることも分かって来ました。苦手な特性が露呈しないようになるべく隠し、獲得したスキルでなんとか苦手さを代償している人が多いようです。

　ここでDSM-5の診断基準[1]を見てみましょう。まずADHDについてです（注：筆者がシンプルな表現に言い換えています）。

┌─ ＜不注意＞ ───────────	┌─ ＜多動／衝動性＞ ───────
① 勉強や仕事のうっかりミスがよくある	① 手足をそわそわ動かすことが多い
② 授業や会議に集中できない	② 教室や職場で不必要に席を立つ
③ 人から話しかけられても上の空の時がある	③ じっと座っているのが苦手でそわそわしてくる
④ 勉強や仕事がすぐ脱線する	④ 静かにしていることが苦手
⑤ 整理整頓やスケジュール管理が苦手	⑤ よく動く
⑥ 長い書類作成を先送りしがち	⑥ おしゃべり
⑦ よく物を失くす	⑦ 人が話し終える前に話し出す
⑧ 気が散りやすい	⑧ 順番待ちが苦手
⑨ 用事やアポイントをよく忘れる	⑨ つい他の人の言動に口出ししてしまう

　不注意のいくつかは、根気のいる仕事をなさっている多くの読者の方に当てはまるかもしれません。多動／衝動性については、活発な方や男性が当てはまりやすいでしょう。ADHDの大人であると診断するにはさらに次のような条件をすべて満たす必要があります。

A）不注意９つのうち５つ以上、または多動／衝動性９つのうち５つ以上が当て
　はまる
B）特性のいくつかは子どもの頃からある
C）特性のいくつかは職場、家庭、遊びの場など２つ以上の状況でみられる
D）特性のせいで社会生活上の支障がある
E）特性はほかの病気のせいで生じているのではない

　これらをＡさんに当てはめてみましょう。Ａさんは多くの不注意と多動／衝動性を
持っているようです（基準Ａ）。そそっかしさは職場でも家庭でもあり（基準Ｃ）、他
の病気はお持ちでない（基準Ｅ）です。一方で基準Ｂの子どもの頃から特性があった
かについては分かりません。Ａさん自身の大昔の記憶に頼るしかありません。これが
発達障がいの診断が難しい第２の理由です。実際に大人のADHD診断に誤診が多かっ
たと報告されています[3]。さらに重要なことは「生活上の支障がある」という基準Ｄ
があることです。これは後で述べるASDの診断基準にも共通しています。これは医学
的基準でなく、広く社会的な視点からの判断が必要なものです。これが、発達障がい
の診断が難しい第３の理由です。つまり発達障がいの診断は、社会生活に本人や周囲
が困っているかどうか次第なのです。さらにここで気が付くことは、そもそも発達障
がいとみなされる人は、少数派であることが前提になっていることです。仮にADHD
特性を持つ人が人類の多数派であったとしたら、持っていない少数派のほうが"注意
集中静止症"と呼ばれていたかもしれません（半分冗談です）。さて今、Ａさんは会社
員として十分に適応していますので、ADHDと診断されないことになります。しかし、
話はそう単純ではありません。実は、Ａさんは過去２度大きな挫折を経験しています。
１度目は幼稚園年長の時です。Ａさんは、落ち着きが無く、遊びを次から次に変え、
時々は他児にちょっかいをかけたため、厳しい先生から咎められることが多く、私立
幼稚園を辞めざるを得なくなったそうです。当時のＡさんが今受診したとしたなら
ADHDと診断されそうです。それでもＡさんのお母さんは、落ち着きの無さを「活発
さ」、遊びの移り変わりを「発想の豊かさ」、ちょっかいを「人懐っこさと知的好奇心」
とみなして、生涯を通じてＡさんのポテンシャルを褒めて育ててくれたそうです。現
在、Ａさんの自己肯定感と情緒が安定しているのはお母さんの養育方針のおかげで
しょう。２度目の挫折は大学卒業後の初の就職先でのことです。そこでの業務は、ア
イディアの豊富さや対人交渉能力は重要視されず、小さなミスで１日の仕事がパーに
なるような正確性を要するものでした。当然ながらケアレスミスの多いＡさんはダメ
な新人と酷評され、失意のうちに退職することになりました。この時もADHDと診断
されたでしょう。ＡさんのADHD特性は、落ち着きの無さが目立たなくなったことを

除き、50歳を超えた今もあまり変化はないようです。結局、Aさんの診断に関する筆者の見解は、「AさんのADHD特性は結構強そう。でも今は適応的だからADHDとは診断できない。昔は診断できたかもしれないけど。でも同僚がAさんをサポートするときに、医療は必要なさそうだけど、発達障がいの知識があれば役立ちそうだな」というあいまいなものです。ところでAさんの今があるのは、苦労して身に着けてきたミスへの対処スキルのお陰のようです。Aさんは、自分の得手不得手をきちんと把握して受け入れており、仕事ではうっかりミスをすることを前提にして同僚の力を借り、ミスの後始末が上手にできています。

　Aさんは一度も医療機関を受診したことはありません。しかし、Aさんの話のなかに、発達障がい特性を持っている人、持っているかもしれない人を職場でサポートする時のヒントを見出すことができます。それは数々のミスの根幹にある発達障がい特性そのものを改善させることではありません。ひとつは、Aさんのお母さんのように、特性の肯定面にも目を向けて当事者の自己肯定感を維持するように励ますことです。もうひとつはAさんの同僚のように、ミスの原因をAさんの怠慢や悪意に帰すること無く、ミスを前提にした対処のスキル向上を手伝うことです。

②　ASD特性と診断

　BさんはASD特性を持っているようです。ASD特性を理解するには、多数派の子どもの精神発達について知っておく必要があります。そのため、簡単に言うのは難しいのですが、ASD特性とは、言葉、表情やジェスチャーでのコミュニケーションが独特、対人的文脈の直感的理解が苦手、興味の偏りが強い、過敏性を含む感覚異常などを指します。本田秀夫氏は「この特性のある人は、融通が利かなくて困るタイプで、対人関係で臨機応変な対応をすることが苦手で、自分の関心、やり方、ペースの維持を最優先させたいという本能的志向が強い」とおっしゃっています[4]。このようなASD特性は2つに大別できます。1つ目は、対人的な特徴で、感情を共有したり、言葉、表情やジェスチャーを状況に合わせて調節し、親密な人間関係を築いたりすることの苦手さです。これは、しばしば自分の言動が相手にどんな印象を与えるか、そして自分に対する相手の言動が何を暗示するかの判断ミスとして観察されます。2つ目は、対物的な特徴で、こだわりの強さと感覚の特異さです。これは、しばしばオタク的興味、自分の予定が崩れた時の困惑、特定の感覚への過敏さとして観察されます。

　ここでDSM-5のASD診断基準[1]を見てみましょう（注：筆者がシンプルな表現に言い換えています）。

＜対人的特徴＞
---
① 興味や感情の共有が苦手

② 表情やジェスチャーの使用や理解が苦手

③ 友人関係の維持が苦手（例えば、親密さよりも、興味ある情報を得ることを優先する）

＜対物的特徴＞
---
① 動作、会話や遊びの繰り返しの多さ

② いつもと同じ、予定通りであることへのこだわり

③ オタク的興味と没頭

④ 特定の音、においなどの感覚の過敏さあるいは鈍感さ

　ASDと診断するにはさらに次のような条件をすべて満たすように定められています。

A）＜対人的特徴＞3つ全てが当てはまる

B）＜対物的特徴＞4つのうち2つ以上が当てはまる

C）特性のいくつかは子どもの頃からある。ただし、周囲の人が気付かないことがよくある。

D）特性のせいで社会生活上の支障がある

E）特性はほかの病気のせいで生じているのではない

　大人のASDの診断は、その人の多彩な言動の背景に診断基準にある特徴が潜在しているかどうかを判断する必要があるため容易ではありません。ADHDの診断基準がチェックリスト式で、比較的判断が易しいこととは対照的です。結論としては、BさんはD基準の生活上の支障を除くすべてに当てはまるようです。小学生の頃からBさんをよく知る同僚によると、Bさんの規則厳守は昔からで、思春期にありがちな集団の"ノリ"で目的無く教師に反抗したり、クラスメイトをからかったりすることのない、真面目なオタク系少年であったそうです。Aさんのお母さんと同じく、Bさんの両親はいつもBさんの肩を持ってくれたそうです。今まで続く裏表のない不器用な実直さによって周囲からは信頼されていますが、Bさんはこれまで親密な人間関係をうまく築けないことやパワハラと誤解されてしまうことを密かに悩んできたようです。Bさんは、昔から集団の"ノリ"がピンとこず、興味のない話題でバカ騒ぎする同級生に馴染むことができませんでした。就職してからも、どのような口調、表情で何を言

えば相手の機嫌を損ねず思いを伝えることができるのかがいまいち分かりません。相手の反応を見ながら自分の態度を変えることが苦手であるため、ますます明確な規則や慣例を自分の行動規範として採用してきました。また相手の本音と建前を見抜くことが苦手です。その結果、部下へは一律に何事も直球で伝えようとする態度は、不愛想に見える声のトーンや表情も手伝って、どうしても説教じみてしまいます。相手の発言を文字通りに受け取り、方便を誤解してしまうことがあります。一方で、はっきりと「仕事を教えてください」と希望する後輩には懇切丁寧に教育します。後輩のために分かりやすいマニュアルを作るなど面倒見がよくて優秀なところも大いにあります。家では「私は掃除が下手なの。あなたは掃除がとっても得意だから、是非お願いします。」という妻のリクエストに真正面から応じて、プロ並みの掃除技術で貢献しているようです。またＢさんの仕事の手順に対するこだわりは、部下への押し付けにさえ目をつむれば、効率的です。日本史の博学さは相当なものです。ただし、歴史サークル仲間との交流そのものには関心が薄く、自分のペースでの城めぐりのほうが好きです。

　Ｂさんも医療機関を受診する必要はないでしょう。今後、同僚がＢさんをサポートすることがあるなら、ＢさんがASD特性によって密かに苦労してきたことへの理解に加えて、特性の肯定面である機械的記憶力の高さや作業へ没頭する能力にも目を向けるべきでしょう。部下の個人的事情への配慮は苦手ですが、公平性を重視した対応には才覚があります。そして不器用な対人スキルについては、まずは批判することなく、「Ｂさんの熱意をより効率的に伝えるため」などの理由を伝え、Ｂさんが納得してから具体的に助言することになるでしょう。

第3節　発達障がい特性の多彩さ

ここでもお２人を紹介します。

ケース３　20代男性Ｃさん

　Ｃさんは、時間にルーズで仕事にムラがあるけれど、アイディアが豊富で好きな業務には没頭できる研究者です。研究室には物が散乱しています。しかし、不思議なことにＣさん自身はどこに何があるのかを把握しているようで、捜索に手間取ることがあっても必要な書類は出てきます。思索にふける時や携帯での通話時には部署内を歩きまわるクセがあります。大事なミーティングを忘れ、すっぽかしたことが何度が続いて以来、同僚が事前に声をかけてくれるようになりまし

た。Cさんは時々、長時間業務に没頭しすぐれた成果を出すこともあります。そんな時や趣味の爬虫類動画に夢中になっている時には周囲の声も聞こえないかのようです。しかし、直属の上司からはCさんが仕事の進捗具合を報告しないことを心配されています。報告下手です。困れば困るほど、上司や同僚に相談せずに独りでなんとかしようする傾向があります。そのため関わったプロジェクトがストップしてしまったことがあります。逆に、困っている同僚を献身的に手伝う優しさがあり、パワハラやいじめなどの理不尽を嫌う正義感の強さもあります。同僚には変わり者と揶揄されることがありますが、堅苦しいほど丁寧で腰の低い態度も手伝って、他の部署の人からは好感を持たれているようです。

Cさんには ADHD 特性と ASD 特性の両方があるようです。もちろん現在は会社で適応しているから診断基準を満たすとは言えません。Cさんにも不注意はありますが、多動性／衝動性はAさんほどは目立ちません。また対人関係で臨機応変な対応をすることが苦手で、「つい報告を先送りする」悪習が治りません。しかし、Bさんほどのこだわりは目立ちません。Cさんは、親元を離れて一人暮らしとなった大学生時代は大変だったようです。時間管理ができずに、3度留年しました。オンラインゲームやインターネットだけでなく、バー通い、パチンコ、登山など趣味が変遷してきたようです。当時の仲間は今のCさんの適応の良さに驚いています。

実際に発達障がいを疑われて病院を受診する人は、CさんのようにADHD 特性と ASD 特性を併せ持っていることが多いです。Aさんのような典型的 ADHD 特性やBさんのような典型的 ASD 特性を持つ人のほうがむしろ少ないかもしれません。ある人は ADHD 特性が ASD 特性よりずっと優勢であったり、その逆であったり、どちらも同じ程度と思われる人もいます。またその人の行動特徴や対人関係のスタイルは、発達障がい特性だけでは説明できないことが多いです。例えば、Cさんの「怒られるかもしれないと思うと不安が高まり、つい報告を先送りする」習慣は、親や教師との関係性によって二次的に出来上がったと思われます。例えば、困りごとを報告した時に、相談に乗ってもらえるどころか叱られた、上手く報告できずに咎められたなど、報告や相談にまつわる嫌な思いを繰り返し経験していた可能性があります。この場合には、いくら上司や同僚に理解があってもCさんが報告できるようになるには時間がかかりそうです。このような発達障がい本来の症状や行動特性ではなく、その発達障がい特性と養育環境や対人関係を中心とする環境との相互作用の中で形づくられてきたネガティブな行動や症状を、「二次障がい」と呼びます。この二次障がいが受診の理由になることが稀でなく、二次障がいのアセスメントは複雑なケースを理解するために欠かせないものです。

　Dさんは物静かで"癒し系"の会社員です。同僚の愚痴にも嫌な顔ひとつせず、いつも笑顔で話を聞いてあげています。Dさんは自分から意見を言うことはほとんどありません。聞き役に徹しています。歓送迎会には必ず顔を出すものの、個人的な誘いには応じません。いつも「私は出不精だから」と言います。

　Dさんへは誰からも苦情はありません。一見、どこにでもいる物静かな女性です。実は、Dさんには中学時代に対人関係に悩み、不登校となったことがあります。意外にも当時受診した病院では、アスペルガー症候群と診断されていました。（アスペルガー症候群とは、2013年にDSM-5が公表される以前まで使用されていた診断名です。社会的なコミュニケーション能力が比較的高いタイプのASDを指していましたが、DSM-5では使われなくなり、ASDに含まれました。）　当時のDさんは、対人交流に関心が薄く、友人と過ごすより、一人遊びや自分に合わせてくれる家族とのいつも通りの交流を好み、場の雰囲気を読むのが苦手というASD特性がありました。小学3年生の作文「私の好きな物」には、「1位ママ、2位冷蔵庫、3位パパ」と大真面目に書いて周囲を驚かせました。また読書感想文に「この小説のおもしろさが分かりませんでした」と"本当"の感想を書いてしまい、書き直しを命じられたことがあります。次第にクラスで「天然」「不思議ちゃん」と呼ばれるようになりました。中学では、教師がヤンキー生徒に対して巻き舌で怒鳴るのを見る度に、まるで自分が怒られているかのように動悸を覚えました。「その髪型可愛い～、すごく似合ってる～」と容姿を褒めた直後に陰口を言うようなクラスメイトが怖くなりました。ついに1人で居ることを揶揄されるようになり、学校に行けなくなりました。その頃からDさんは、「普通に見られたい」「ボロを出してはいけない」「目立ってはいけない」ために、家庭外では一切の自己開示をせずに聞き役に徹するという作戦を取るようになったそうです。Dさんは2回転職していますが、そのきっかけは対人的トラブルではありません。むしろ、同世代の女性達に気に入られて頻繁に食事や遊びに誘われるようになったことがDさんを苦しめるようになったのです。現在まで磨き上げられたその聞き役スキルは、二次障がいでもあり、巧妙な適応的対人スキルとも言えるでしょう。Dさんの存在は、次の3つのことを示唆しています。1つ目は、女性の発達障がい特性は男性に比べると目立たないことがあるため、見逃されやすいことです。2つ目は、発達障がい特性のある人は、周囲からはマイペースと思われているにもかかわらず、実際には「普通になりたい。でもなれない」と苦悩していることが稀でないことです。3つ目は、皆さんの職場にAさん、Bさん、Cさんのように発達障がい特性を持っていそうな人がいるのなら、その背後のデスクにはDさんのように発達障がい特性を隠しな

がら、ひっそりと適応している人がいるかもしれないということです。

第4節 おわりに

　ADHD特性とASD特性について、発達障がい特性を有する人を発達的少数派とみなす視点を含めて解説しました。もちろん、少数派の人のすべてが、Aさん、Bさん、CさんやDさんのように魅力的ではありません。多数派つまり、発達障がい特性がない人のパーソナリティが多彩であるように、少数派の人のパーソナリティも人それぞれ違います。なかには「誰も信用できない」「頼れるのは自分だけだ」「会社にいるのは自分を利用しようとする奴らばかりだ」という歪んだ考えを持つようになった、著しい二次障がいを有する人もいるかもしれません。そのような人の援助は難しく、時にはお互いが傷つかないように関与しないことが得策かもしれません。しかし、まずは発達障がい特性についての知識を持ち、少数派の難解な言動を理解しようと試みるべきでしょう。少数派にとって居心地のよい職場は、きっと多数派にとっても風通しの良い快適な職場になると思います。

【文献】

1）American Psychiatric Association. Diagnostic and Statistical Manual of Mental Disorders. Fifth Edition（DSM-5）, American Psychiatric Publishing, Arlington VA, 2013./日本精神神経学会（監）, 高橋三郎他（訳）. DSM-5 精神疾患の診断・統計マニュアル, 医学書院, 東京, 2014.

2）宮脇大：自閉スペクトラム症の理解と対応 , 兵庫県医師会医学雑誌 63（1）：37-40, 2020

3）Sibley MH, et al: Late-onset ADHD reconsidered with comprehensive repeated assessments between ages 10 and 25. Am J Psychiatry, 175: 140–149, 2018.

4）本田秀夫：あなたの隣の発達障害, 小学館, 東京, 2018.

第5章

障害者雇用と就業規則

社会保険労務士法人　東京中央エルファロ

若林 忠旨

企業と労働者の労働契約は個別の労働契約書等により諸条件を定めるものとされていますが、多数の労働者が業務をおこなう事業において、労働条件を公平に職場規律として設定することは、事業経営を円滑におこなううえで必要なこととなります。企業はこのような事業経営の必要上、一定の労働条件や職場規律に関する規定を「就業規則」や関連する各附則に定めることが一般的となっています。そのため、すべての企業が法的に就業規則を作成する義務はありませんが、労働基準法第89条により、「常時10人以上の労働者を使用する使用者は、次に掲げる事項について就業規則を作成し、行政官庁に届け出なければならない」と定められています。ここでいう行政官庁は労働基準監督署のことです。就業規則で定めるべきとされている事項には、始業・終業時刻などの労働時間や賃金など絶対的必要記載事項などの一定の労働条件とされています。これにより、国は企業に対して作成した就業規則を行政官庁に届出を義務づけることにより国による監視下に置き、労働者に対しては、労働条件が不明瞭であることによる労使間の紛争を防ぐことを通じて労働者保護を図っています。そのため、就業規則とは、企業とのルールブック的な位置づけと捉えることが出来ます。こういったことから、傷病や配慮が違う障害者のために一律に作成したり、変更したりすることは難しく、逆にそれが差別と捉えられるリスクが生じる恐れもあります。特例子会社であれば、主となる従業員の障害者を中心とした就業規則を作成することも可能ですが、一般企業の場合には、一般従業員向けに作成している就業規則を改定することが望ましい対応といえるでしょう。具体的には、障害者だけに不利、無関係な条項が定められていないかなどを確認し修正をおこなっていきます。例としては、障害者が契約主体となりやすい有期契約労働者だけが使用できない特別休暇や特別手当などの福利厚生制度が規定されていないか、休職期間や条件に違いが設けられていないかなどが代表的なものとなりますが、見直しをしてみると意外と多く見つかることがあるので注意が必要です。また、障害者雇用を進める上で、障害者虐待防止法第21条により障害者虐待防止等のための措置を講ずるために相談窓口の設置が必要となります。虐待防止のためだけでなく、障害者が業務や人間関係の相談を気軽におこなえる窓口を設置することは、障害者の定着支援を成功させるために重要な役割を担います。また、解雇などにより障害者と企業が対立してしまった場合にも、こういった相談窓口などを設置していることは重要な争点となることがあります。そのため、相談窓口を明確にするための条項として盛り込むことも必要となるでしょう。

　ただし、最初に書いたとおり就業規則は企業とのルールブックであり、個別的な事

項まで盛り込むということは就業規則の趣旨にそぐわないものとなります。そのため、本人の障害状態により配慮する必要がある労働時間や休日、休暇の設定などは個別の労働契約書に明記する方がよいこともあります。

第2節 採用後に障害特性が判明した場合の対応

　一般企業で障害者雇用を行う場合、通常は中途採用にて障害者を募集して採用することが多いと思いますが、採用後に事故や病気が原因で障害が残り、中途障害者として雇用を継続することがあります。最近は発達障害という概念が広まってきたことにより障害者の募集をした場合に発達特性が分かっている人が応募してくることも珍しくなくなってきていると思いますが、まだまだ新卒や中途で採用した社員が後に検査により発達障害である、または、発達障害と診断できないグレーゾーンであるなどの発達特性であると判明する、いわゆる「大人の発達障害」などと分類される人が多いと思います。こういった場合、企業としては、雇用を継続するか解雇するかなどを検討する必要があります。雇用の継続を行う場合、当然ながら現状のまま仕事をしてもらうことは難しい場合が多く、それに伴う労働条件や障害者雇用関係の法律の遵守、上司や同僚によるサポート体制の構築などを検討していく必要が出てきます。次に具体的な対応方法などを検討してみたいと思います。

（1）サポート体制の構築

　雇用の継続を検討する場合には障害特性を持つ従業員に対してどのようなサポートをおこなうのか、医療的な配慮が必要なのか、障害者雇用促進法や障害者差別解消法など各法律に基づいてどのような法的義務を負うのかなどを中心に、企業がおこなうべきサポートを検討する必要があります。特にここ数年にわたり障害者を取り巻く法的整備が進んだことにより、いままで「当たり前」と思っていたことが、法的には差別に当たってしまったり、配慮義務違反とされてしまうなどということが実際に起きています。そういった不要なリスクを負わないためにも、人事部門だけ現場だけなど場当たり的な対応を取るのではなく、企業として人事部門と上司だけでなく、産業医や産業保健師などの医療職、ジョブコーチなどの公的機関、顧問社会保険労務士などの人事労務の専門家などがサポートチームを作り支援をすることが望ましいと思います。これにより本人の要望を取り入れながら、会社として出来ること、出来ないことを医療的・法的な範囲で広く検討・提案することが可能となります。もちろん、すべてのスタッフを用意することは会社の規模によっては予算的に難しい場合もあると思

いますが、可能な限り検討することは重要なこととなります。

　また、障害がある従業員が自分の病気を完全に理解をしているということはありません。また、インターネットや専門書籍で得られる情報も一義的または一般的な情報であり、その従業員に対しての情報ではありません。そういったことから治療をしている主治医の協力を得ることも重要な点となります。最低でも、主治医に情報提供を依頼して、可能な範囲での病気の内容、治療計画や主治医の意見書を得られるよう協力をお願いすることも重要になると思います。この場合、一般的な助言にならないよう、会社としてどういった条件でどういった仕事をしているかなど具体的な情報を出したうえで、主治医の意見を求めることが出来ればより具体的な内容が得られる可能性があります。当然ながらこういった情報を得るためには本人の同意を得ることは当然であり、個人情報として情報取得の範囲と共有については十分注意する必要があります。また、主治医に提供をする仕事内容の情報などについても、人事部が就業規則や労働契約書に基づいて作成するのではなく、上司や本人からもヒアリングをおこなう日常的な実務の情報などを網羅する必要があります。

　必要とされる情報を集めることにより会社として、今後の就労を継続するためにどういった配慮などが必要となるのか具体的な検討を始める準備が整うことになります。

(2) サポート内容の検討

　主治医や産業保健スタッフからの情報、本人・家族の意向、そして職場の意向や要望などの情報が集まれば、そういった情報・要望を基に、障害者の就労継続をおこなっていくための具体的な検討をおこなうことになります。具体的には配属されている部署で仕事を続けていくことが出来るのか、フルタイム勤務として勤務を続けていけるのかを検討することになります。特に入社後に障害を負ったり障害特性が判明した場合、通常はフルタイムの正社員や契約社員として採用されていることが多く、採用時の勤務ができないことにより賃金など採用条件の変更の検討をおこなう必要がでてくることになります。特に賃金や採用期間の変更は他の条件以上に日常の生活や安定した通院治療に影響が出るため慎重な判断が求められますが、障害者のみを優遇することも他の社員のモチベーションや不満に影響を与え、いじめや嫌がらせなどのハラスメント問題の温床に繋がるリスクがあるので注意が求められます。

　次に検討するべきことは現状の場所、部門で勤務を継続することが出来るのか、となります。特に障害特性としてよく例に挙げられるような「優先順位を付けることが苦手である」「自己判断で仕事を進めてしまう」や「周りの音や人の動きが気になり仕事に集中できない」などの問題は、所属している配属先で解決できないこともあります。その場合、無理に配属先で解決するための方法を作り出したとしても、長続きし

なかったり、不満がたまって関係が悪くなったりすることに繋がる場合もあります。特に採用後に発達特性が判明した場合、上司や同僚間で「困った人」として厄介者扱いされていることも少なくありません。経営陣や人事部門はそういった視点を安易に持つことなく、「困った人」ではなく、実は発達特性があっただけの「困っている人」として、その人が力を発揮できる配属先を広く検討する視点が必要となります。また、発達特性など精神障害を持つ人は、身体障害や知的障害を持つ人より勤続年数が短く、定着率が悪いとされています。これにはいろいろな要因が考えられますが、障害者雇用のサポートをしている経験上、仕事内容や環境の問題より相談者が合う合わないの問題も大きいように思われます。人事部門の担当者が変わる、上司が変わることにより能力が発揮できるようになったり、上司や仕事の内容について常に来ていたクレームが無くなったということもあります。「自分」以外の人が改善できる可能性があることも常に考えて配属先を考えることも必要となります。

　次に業務内容の検討となりますが、よく言われているような「マニュアル化」「個別で具体的な指示」などが出来ない業務もあります。特に日本の業務は欧米と違い必要な業務に対して人を採用するようなスペシャリスト採用ではなく、メインとなる業務及び付属する業務を総合的におこなってもらう総合職的なゼネラリスト的な仕事を一般職にも求めて採用します。その場合、すべての仕事をマニュアル化することは出来ず、業務指示もある程度、仕事をおこなう人の自由裁量を持たせる指示となりがちとなります。そのような業務をおこなっていた場合、発達特性に合った業務指示の方法や配慮を行うことが出来るのかは、就労継続をおこなうために重要な問題となります。全体的には出来ないが中心となる業務が対応できるのであれば、業務を特化した内容に変更したり、配属先の他の従業員のそういった業務をまとめて行う業務内容に変更するという方法も考えられます。しかし、こういった配慮が難しい配属先であったり、対外的な対応が発生する営業職や企画職、HP作成などクリエイティブな業務の場合には業務内容の変更を検討しなくてはならない場合が発生します。この場合、企業が一方的に決定をするのではなく、本人の意向も十分配慮するようにします。

　また、障害者雇用を進める上で抜けていることが多い事項として、本人が仕事をする準備が出来ているのか、そのための家族のサポートを得ることが出来るのかということがあります。本人や家族が就労の継続を希望していたとしても、定期的な通院をして主治医の指示に従うことや処方された投薬を指示通りにおこなうこと、社会人として規則正しい生活リズムの継続が出来ていなければ企業としてのサポートにも限界があります。今後、病状の悪化など治療的な問題が発生した時に家族との連携が必要となることが多いため、早い段階から情報連携などを構築しておくことも忘れないようにします。

採用時の労働内容や労働条件の変更がある場合、労働契約内容の変更を行う必要がでてきます。当然ながらこれは企業と労働者の契約となるため、法的に契約内容を変更する義務はありませんが、変更を行う場合には労働関係法令や障害者関係法令に違反することがないようにすることはもちろん、従業員の要望や経済的な状況なども加味して問題となる内容の変更を進めるように注意します。発達特性の場合、一般の障害者と違い短時間勤務や勤務日数について変更する問題はあまりないようですが、業務内容を限定することや単純な業務に変更することなどをおこなうことにより想定していた役職に就けることや、賃金を支払うことが出来ないと判断する場合があります。賃金は生活維持に直結するため、企業の決定だけで簡単に変更することは従業員との争いに発展しやすい問題となります。ただし、想定した業務をおこなうことが出来なくなっている以上、賃金をそのまま支給したり評価方法をそのまま適用することは他の従業員やもともと障害者雇用で採用した従業員との公平感の問題から維持することが出来ないと考えることもあります。そのため、従業員との真摯な話し合いをすることはもちろん、根拠となる給与水準の提示など納得性を高める必要があります。賃金額を変更する場合であってもいきなり下げるのではなく、激変緩和期間を設けて徐々に下げていくなど従業員が納得いく方法を提示するなども必要になるでしょう。また、今後の昇格・昇給についても検討していく必要があります。一般職と違い、昇格・昇給について違いを設けること自体が違法となりませんが、障害者のみに不利益な変更や制度は、障害者差別解消法に抵触する恐れもあります。別な基準や制度を設ける場合には、リーガルチェックを受け、違法・不当な差別に該当しないよう注意が必要となります。この点については、賃金などだけに関わらず、業務の内容や異動などの諸条件にも当てはまることは言うまでもありません。

　労働条件の変更が行われた場合、労働基準法第15条１項に基づき新たな労働条件を明示する必要があります。通常、採用後の労働条件変更については「労働条件通知書」を提示して新たな労働条件を明示する企業も多いようですが、なるべくなら企業からの明示だけでなく、新たな労働契約として「労働契約書」を作成し、従業員の同意を得ることも、後々の争いを回避するリスク管理として必要になると思われます。

産業医の取組み

おおみや産業医合同会社　産業医　杣田　望

　産業医には職場での様々な問題が持ち込まれます。これまでの産業医経験を振り返ると、印象に残っている事例がいくつか存在し、その多くは診断がついているかどうかにかかわらず、「発達障がい」がキーワードになっていることに気づきました。産業医としてうまく介入できた事例もあれば、そうでないものもありますが、いかに関係者に「発達障がい」という視点を持ちながら介入できるかが一つのポイントだと感じています。

　以前より休職・復職を繰り返している社員がおり、休職期間満了が近づいていました。主治医は一貫してうつ病の診断で、抗うつ剤が長期に処方されていました。仕事は特定の分野で他者より長けていましたが、環境の変化や時間・約束を守るのが苦手で、面談に来るときはいつも同じ服装で、同じ飲み物を飲んでいました。関係者に「発達障がい」という視点で対応してはどうかとアドバイスし、専門医を受診するに至った結果、診断が下りたことで、みんなが腑に落ちたという事例を経験したことがあります。職場は特性を理解したうえで業務を与えるようになり、本人も主治医にアドバイスを受けながら最低限のルールを守れる仕組みづくりをするなど、本人と職場双方が努力した結果、本人は今でもその企業で仕事を続けています。

　産業医は主治医に比べて、本人の情報が取りやすい立場にあると思います。その気になれば、上司をはじめとした職場の関係者、場合によっては家族からも直接情報収集することが可能であるし、比較的長い時間をかけて面談することも可能です。こうして集約した情報を主治医に適切に伝えることが、早期の正しい診断・治療に結び付くと実感しているため、対応が難しい事例では職場での様子について積極的に情報提供することを心がけています。

第6章

発達特性を有する労働者の職場での
事例性に応じた対応

産業医科大学　産業生態科学研究所
産業保健経営学

永田 昌子

発達特性を有する労働者は職場でどのような事例性を生じているのでしょうか。前述（第4章）のように、ADHD特性は3症状（"不注意"、"多動／衝動性"、"実行機能の障害"）、ASD特性は3つ組の障害（"社会性"、"コミュニケーション"、"社会性想像力"）であり、どの症状を強く持っているかは、それぞれ異なります。

　ADHD特性を有する働く人で目立つのは"不注意"から生じる事例性です。"多動""衝動性"の言葉から連想されるような事例性はそれほど目立ちません。また3症状から生じる事例性以外もあります。ADHDの病態としても考えられている"実行機能の障害"と"本人の態度等から生じるもの"からくるものです。

　また前述（第4章）のようにADHDとASDは併存することも多いことが知られており、ADHD症状から生じている事例性、ASD症状から生じる事例性が混ざって発生しています。我々が産業医向けにADHDを有する労働者への対応事例を収集した調査においても併存しているとの診断を受けている人は29.4%、産業医が併存を疑っていた人は47%にのぼりました。何がADHD特有の症状から発生する問題なのか、何がASD特有の症状かを見極めることは容易ではなく、環境を調整する必要があることはどちらの障がいでも変わりません。そのため職場での支援を担当する産業医には必須の情報ではないともいえます。今回ASDと合併している人も含む、主にADHDと診断がついている事例で、ADHD特性を有する労働者がどのような事例性を生じているかを第2節に、ASD特性を有する労働者の事例性を第3節に記述します。

　それぞれ"不注意"、"多動／衝動性"、"実行機能の障害"の3つに分けて具体的にご紹介します。実行機能とは目標に到達するために不適切な行動をせず、適切な行動の選択をする能力で、いくつかの領域に分かれていると考えられています。具体的には、①段取りを考え優先順位を付けて行う能力、②一つの情報を記憶しながら他の作業を行う作業記憶（ワーキングメモリー）、③柔軟に切り替えられる能力、④文脈を理解し記憶する能力、⑤感情や集中力のコントロールなどの領域に分かれていると考えられています。

　紹介するなかで、事例性が生じている頻度を示していますが、この数字は、我々が

今回収集した事例のうち主治医からの診断があり、一般雇用で採用されている方の事例を利用したものです。

　事例収集調査で多く挙げられた事例性は、「仕事上のミスが多い」、「仕事を覚えられない」、「ヒヤリハットや労災を起こす」、「整理が出来ない」、「計画性のなさ」、「スケジュール管理が出来ない」などでした。

　ADHDの障害特性の"不注意"から生じるものと考えられる事例性として、「仕事上のミスが多い」「仕事を覚えられない」「物をなくす」などがあります。ADHD症状を有しない人もミスをしたり、物をなくしたりしますので、この事例性は、同僚等との比較により事例性として発生すると考えられます。「仕事上のミスが多い」「仕事を覚えられない」は76.4%、「物をなくす」は11.7%認められました。具体的には「日報の日付やフォントなどを毎回間違える」、「遅刻があまりにも目立ち上司から厳しい叱責を受ける」、「指示されたことが出来ず、理由を尋ねると嘘を答える」、「（他の人より極めて多く）商品の発注を間違える」、「ミスが多く整理が出来ず、書類がなくなる」、「注意散漫があり、ある仕事をやっている際にメールがくると、前の仕事を忘れてしまう」などの事例性が生じていました。

　ADHDの"多動／衝動性"により生じるものと考えられる事例性は、安全に関わる事柄にもなりえ、時に重大な問題となりえます。同じ障害特性があったとしても、就いている職務（製造現場、建築現場または運輸業務）によって大きな困りごとになることも、それほど困りごとにならないケースもあります。今回の事例収集調査での頻度は23.5%と4分の1程度でした。具体的な事例性として「作業手順を理解しているが、手順を省略してよいと、自己判断で手順を省略してしまう」、「ヒヤリハットや労災を起こす率が高い」、「技能講習及び資格が必要な玉掛け作業（吊り具を用いて行う荷掛けおよび荷外しの作業）時に途中でいなくなってしまう」、「運転があまりにも危険で社用車の運転が禁止となった」が挙げられました。

　ADHDの"実行機能の障害"としての事例性が発生するかどうかは、業務により、つまり実行機能が必要な業務、それほど必要でない業務かどうかにより、異なります。今回の事例収集調査では「段取りが出来ない」は76.4%、「やらなければいけないことを後回しにする」は23.5%という結果でした。具体的には、「限定した範囲の仕事は出来るが、いくつもの工程やいくつものプロジェクトにまたがると仕事が出来なくなる」、「先延ばし傾向があり、締め切りを過ぎてしまう」、「準備から後片付けまでの一連の流れが出来ない」などの問題がありました。

　最後に、本人の態度等から生じている可能性がある事例性です。これはADHDの障害特性によるものか、合併しているASDによるものか、もしくは性格的な問題なのかは不明ですが、「嘘を言う」、「ミスをしても平然としている」、「上司のフィードバックに不平不満を言う」などの事例が報告されました。定型発達者は、「嘘を言ってもばれ

るから最初から認めよう。正直にミスを認めたほうが印象良いだろう」などと考えて多くの場合嘘はつきませんし、嘘をつくことをごまかそうとしているずるい人と考えてしまいます。しかし、ADHDやASDの人は嘘をついた後、自分がどう思われるかまで想像せずに場当たり的に嘘をついてしまっていることがあります。ずるい人というより子供っぽいと考える方が適当かもしれません。ただ、ずるくはなかったとしても、「嘘を言う」、「ミスをしても平然としている」などの行動は、職場では受け入れられない行動です。上司や同僚から信頼されずに、上司や同僚は一緒に仕事をしたくない、仕事を頼みたくないなどと感じているかもしれません。

図1　発達特性と事例性の例

第3節　ASD特性を有する労働者の事例性

　ASD特性を有する労働者の事例性は多彩です。産業医に相談が来た時点で、職場でどのような事例性が生じていたのか、我々が事例調査したものの内訳を示します（**図2**）。コミュニケーションの問題が最も多く、具体的には「指示が通らない」、「発注者と本人、職場内指導者と本人の間でコミュニケーションが取れず、認識がずれていた」、仕事の段取りの悪さにより「複数の業務を同時進行出来ない」、「優先順位に関係なく、いろいろな業務に手を出していた」、本人のこだわりによる問題として、「会社に対し文書での説明を求める」、「全体の中でひとつでも分からないことがあると仕事を進められない」などがありました。その他には「上司が何が問題か尋ねると、本人は泣き出し黙り込んでしまう。誰にも言わず、職場からいなくなってしまう」などの様々な事例が報告されました。

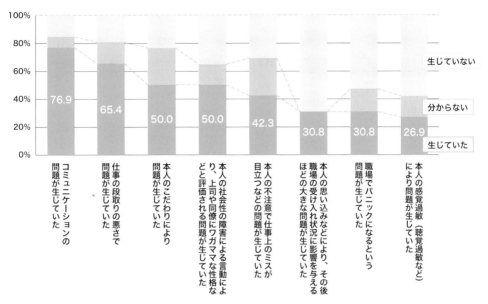

図2　自閉症スペクトラム障害を有する労働者の事例性

　多彩な要因は、第4章でも触れたように特性が多様だからだけでなく、本人のこれまでの経験、本人の能力や性格、求められている業務、職場環境により修飾を受けるからです。**図3**のように整理してみると、事例性を解決する手法も検討しやすくなるでしょう。

　例えば、「職場の特定の社員から指示を受けると、職場内で急に泣き出したり、だまりこんでしまったりして仕事にならない」という問題が職場で生じているケースを示します。

　障害特性として、「口頭での指示を理解しにくい」という特性を持っていて、本人は学生時代に女子学生にいじめられた経験があります。職場の特定の社員、威圧的に指示をする女性社員から指示を受けると、指示が理解出来ず、指示を理解していないことを追及されると、本人はパニックとなり急に泣き出したり、黙り込んだりしてしまうことが2－3回ほどあり、特定の社員に話しかけられただけで、おどおどしてしまいます。特性に過去の経験も重なり、事例性が生じていそうです。

　この事例では、特性と過去の経験を組み合わせて考えると、理解することが出来る反応と捉えることが出来ます。支援する人や職場の同僚、さらに本人も事例性の要因が了解可能であることは対策を考えるうえでも、対策を理解してもらうためにも有用です。この事例の場合、特定の社員には、本人の特性を説明した上で、メールや文書での指示に変えてもらえば、問題は解決するかもしれません。

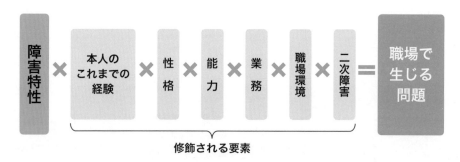

図3　職場で生じる問題の捉え方

第4節　病気の治療と仕事の両立支援

　これまでも障害特性だけでなく、求められる業務により、事例性は異なることに触れてきました。異動前には職場では全く問題を起こしていなかったが、異動後大きな問題が生じることが時にあります。本人の障害特性は変わらないので、求められる業務や置かれている環境により、事例性が生じたり、生じなかったりします。ADHD特性の事例収集調査において、異動後には生じたものの、異動前は職場で事例性が生じていないケースが少なくとも17.6%、ASD特性の事例収集調査でも４割程度ありました。「不注意さが目立たない仕事であれば…」、「仕事の段取りを考えながら進める仕事でなければ…」、「管理的な仕事を任せられなければ」、「複雑なコミュニケーションを要する仕事でなければ」など本人の障害特性により適合する仕事は異なると考えられますが、ADHDもしくはASDと診断がついた人であっても、職場で事例性が生じない仕事があることを強調しておきます。

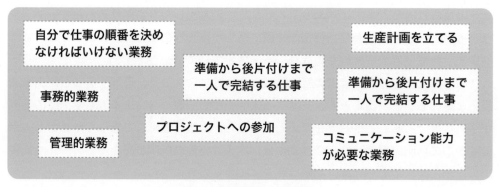

図4　事例性が生じた仕事

第5節 メンタルヘルス不調との合併

　合併したメンタルヘルス不調の症状により事例性が加わる場合以外にメンタルヘルス不調により本人の障害特性がより強く出ることがあります。心身の不調があれば、余裕がなくなり、こだわりが強くなったり、周囲のことを思いやれなくなったりなどは定型発達者にもみられることです。今回の調査でも、パニック障害やうつ病など他の精神疾患との合併による事例性が強くみられたケースもありました。

　産業保健スタッフが出会う場面は、事例性が顕在化しメンタルヘルス不調をきたしていることが多いと思います。面談の場面で、障害特性を強く感じる場合も、「うつ病を合併していない時はどうだったんだろう」、「職場でうまくいっていたときはどうだったんだろう」との視点を忘れず、対応をしていただきたいと思います。

　以上の点から、産業保健スタッフは、事例性が生じているときに出会った当該労働者について、現在の状況だけでなく、これまでの働きぶりなどについて丁寧に情報を収集する必要があるでしょう。

第6節 パワーハラスメントとの関連

　発達特性を有する労働者はパワーハラスメントを受けやすいと考えられています。ADHD特性の事例収集調査では、上司からの厳しい叱責があるケースが2例、認められました。また、ASD特性を有する労働者の事例調査においては9割を超える上司が困っていました。具体的には、「業務の指示に手間がかかる」、「他の部下が不満を抱えている」などです。

　上司の立場で考えると、他の人と同じように業務の指示をしても、本人だけミスが起きるというのは、看過できない問題です。口頭での指示はメモするように、指示をしっかり見直すように指導するでしょう。しかしやはりミスが起きる、メモを見直さなかったのかと尋ねると、メモを書いた手帳を忘れたとの答え。呆れてしまう上司もいるでしょう。もしくは、「指導をしても態度を改めない横柄な部下」、「指導に手間がかかる部下」と映ることでしょう。これ以上の指導は無駄と考え育成をあきらめる上司もいるかもしれません。またさらに指導に力を入れる上司もいます。このような状況下で、ミスが繰り返された場合、「何度言ったら分かるんだ！」、「本当におまえはダメなやつだ」などと激高してしまうことは想像に難くありません。本人の立場で考え

ると、「自分なりに頑張っているのに、他の人とは明らかに違う対応で、上司は自分を嫌っていると思う。ミスをすると声を荒げて怒られた。パワハラを受けている」という認識となるかもしれません。ここまでの状態になると、本人、上司ともに疲弊し、人間関係の修復も困難になるでしょう。このような状態になる前に人事や産業保健スタッフの介入が望まれます。

第7節　産業医につながる契機

　事例収集調査の結果において、上司からの相談3割、本人からの相談2～3割でした。上司からの相談は、「仕事が出来ていない」、「不安全行動」という気づきからくるものが多いようです。これら人事労務管理上の問題が産業医に相談が来ている理由は、今回の事例収集調査の協力者のほとんどが専属産業医であり、管理監督者が産業医に相談しやすい環境の可能性があります。またメンタルヘルス対策のためのラインケア（管理監督者向け）の教育において、発達障がいの内容を盛り込んでいる産業医もいました。発達特性を有しかつ支援を要する労働者に産業医が適切な対応を開始するためには、管理監督者が産業医に相談しやすい環境を整えるとともに、また人事労務管理上の問題になりうる顕在化しやすい事例性を周知していくことも必要でしょう。

第8節　発達特性を有する労働者への対応

　それでは、発達特性を有する労働者への対応について考えていきましょう。
　発達特性としての特徴は幼少期より存在しており、大人になってから急に生じるものではありません。そのため、労働者の中にはこれまで対人関係のコミュニケーションの難しさから、何らかの生きにくさを感じている方も多く存在します。ここ数年の間にマスメディアに取り上げられたこともあり、ADHDやASDの認知度は高まっている中で、自分から医療機関を受診する人が増えてきています。その背景をふまえ、産業保健スタッフははじめに、その労働者がADHDならびにASDという診断がついているのか、いないのかを知る必要があります。診断がついていない場合、産業保健スタッフが介入する必要があるかどうかを判断し医療に繋ぐところから対応が始まりますので、診断がついていない事例から見ていきましょう。

1）介入の必要性の判断（診断がついていない事例）

　診断がついていない場合、発達特性を有していても、本人の得意分野を生かす仕事につけた場合など、周囲や業務、職場環境と適応し、問題なく働き続けているのであれば、必ずしも対応が必要ということではありません。しかし、周囲に適応していない場合、周囲に過大な負担がかかっている場合、本人が困難を感じ無理をしている場合には、関係性の破綻が予測されます。具体例としては、職位にあった業務が実施できない場合、上司や同僚が気を遣いすぎて困っている場合などが挙げられます。

　このような場合には産業保健スタッフの介入が必要と判断します。産業保健スタッフは受診の必要性を検討し、必要であれば専門機関へ紹介します。発達障がいの確定診断がなければ職場での対応が出来ないわけではありません。しかし治療によって症状の改善の可能性があること（特にADHDは治療薬があります）、自身の特性について気づける可能性があることなどの理由により、専門機関につなぐ有用性があると考えられます。この際に①本人が困っていることはあるか、②本人の希望はあるか、③二次障害はあるか、④周囲への負担が大きいか、⑤トラブルが発生していないかなどを考慮しましょう。本人が困っていることを一緒に解決する姿勢が必要です。また紹介の際には、主治医との連携が必要なため、状況に応じて、上記の５つの項目に関しても記載します。また、今のところは問題が起きていない場合でも、異動後、業務内容変更後、上司・同僚の異動後などの職場の変化が生じたタイミングでは事例性が発生する可能性があるため、継続したフォローが必要です。

2）診断がついた事例に必要な対応事例

　発達障がい診断がついている場合には、まず本人の受け入れが良好かを確認し、可能であれば家族の受け入れ状況も確認します。受け入れ状況が不十分な場合は、産業保健スタッフが面談を実施し、本人・家族の受け入れを援助します。受け入れは容易ではないケースもあること、時間を要することは心に留めておきましょう。また内服が開始された場合は、必要であれば主治医と連携をとりながら、内服を継続できるように支援しましょう。事例収集調査において35.3％が内服治療が開始されていました。"内服によって頭がすっきりする"などの効果がある事例がある一方、主治医に相談せず内服を中断してしまっている事例もありました。

3）環境調整

　職場に適応するためには環境調整について考える必要があります。確定診断がつかなかったとしても本人及び職場で事例性が生じている場合は環境調整が必要です。

　職場での事例性を整理して、環境調整の必要性を検討しましょう。職場における事

例性について、しっかりと情報を集約し、整理することが重要です。その際に役立つツール「職場での困りごと情報整理シート」について紹介します。

　これは、職場で生じている問題（事例性）について、ご本人と上司の方が困っていることを「困りごと」と捉え、その情報を整理して、優先的に改善が求められる「困りごと」を特定し、それを解決するために、本人を含む関係者がそれぞれやるべきことを検討するためのコミュニケーションツールですので、巻末をご覧ください。ここでは本人（65ページ）と上司（66ページ）に記載してもらった一例を参考にご説明します。本人はミスや整理整頓の不十分さを自覚しており経験年数相応の仕事は出来ていないと感じ、また本人にとって上司に相談しやすい環境とはいえないようです。上司からみると、ミスの重大性の本人の認識は甘くうつり、休憩時間が多いなど仕事に取り組む姿勢も問題視、一方上司は声掛けをしていると認識しています。ミスの重大性の本人の認識を高めるとともに、ミスを防ぐため具体的に本人がやることを明確にしましょう。また休憩時間の取り方にもアドバイスが必要そうです。さらに、ミスがしやすい特性がある可能性や本人に悪気がないことも説明しつつ、本人が相談しやすいよう時間を作ってもらってもよいでしょう。

　本人が困らず、職場での困りごともなければ環境調整は不要です。困ったことが発生した場合の相談先、相談方法を理解してもらうだけでよいでしょう。環境調整が必要だった場合に、どのようなステップで考えていくかについて説明します。環境調整として、職場の理解、業務の再構築、雇用形態の変更（障害者雇用等）があります。順に考えていきましょう。環境調整は、まず、職場の理解を得ることが必要です。そのためには職場に説明する必要があり、職場への説明については、１）通知の必要性の検討、２）通知範囲の設定、３）通知方法の検討、４）本人同意の取得の４つのプロセスが必要です。環境調整が必要な場合は、「通知の必要性」があると考えてよいでしょう。繰り返しになりますが、本人の希望で受診し、業務は本人の工夫で調整が可能かつ周囲への影響がないのであれば、職場への通知は不要と考えます。

　次に、通知範囲について、上司のみにするのか、同僚も含むのかに関しては、職場の規模や業務内容を考慮し設定する必要があります。通知方法については、誰がどのように通知することがよいか検討しましょう。発達特性自体の説明については、産業保健スタッフが説明することが効果的な場合もあるでしょう。その際は前述したパワハラが起きやすい状態ということを心に留め、発達特性で生じている事例性を、本人の怠けや性格の問題から生じる問題とすり替わって捉えられないように丁寧に説明する必要があります。これらのことを考慮して本人同意を得た上で、職場への通知を行います。様々なケースがあり、状況に応じて判断する必要がありますが、本人の特性を周囲が理解するだけで、職場への適応が改善するケースもあります。

　確定診断がついていない事例であっても、職場で大きな事例性が生じ、次に述べる

職場での困りごと情報整理シート【本人用】　　　　　（記載日　　　　年　　　月　　　日）

＊質問項目；上司用との共通項目 **16 項目**、本人用のみ追加項目 **7 項目** ＊どの期間について記入するか、あらかじめ決めてください。 （直近　　週間/ **1** ヶ月）・（　　年　　月〜　　年　　月）	A 当てはまる ／現状の ままでよい	B 改善すると さらによい	C 職場に合わない 項目である ／該当なし
I 生活習慣			
① 本人のみ　十分睡眠がとれている	✓		
② 本人のみ　十分食事がとれている	✓		
II 出勤状況			
1　仕事に影響を与える健康上の問題（頭痛や体のだるさや眠気や下痢など）はうまくコントロールしながら仕事をしている	✓		
2　欠勤・遅刻・早退なく出勤している	✓		
3　職場での適切な服装と身だしなみを保っている	✓		
4　職場で決められたルールを守っている	✓		
5　職場で整理整頓をしている		✓	
III 職場のコミュニケーション			
6　挨拶やお礼、お詫びを適切にしている	✓		
7　上司や同僚に報告/連絡/相談、必要な時に支援を依頼している	✓		
8　人前で適切に質問や説明ができている	✓		
9　職場の同僚などと良好な関係である	✓		
10　立場の違う相手(顧客や他部署 など)と交渉し意見を調整している			✓
③ 本人のみ　上司に相談しやすい/相談出来る環境である		✓	
IV 仕事ぶり・仕事の量や質			
11　仕事の量や質にムラがなく、業務を遂行している	✓		
12　不注意によるミスが目立つことなく、業務を遂行している		✓	
13　優先順位を考えるなど、段取りよく業務を遂行している	✓		
14　業務中は集中力を保っている	✓		
15　職位及び経験年数相応の業務を遂行している		✓	
16　求められている水準の質の業務を遂行している (高すぎる/低すぎるなどない)	✓		
④ 本人のみ　仕事の進め方で迷うことなく、業務を遂行している	✓		
⑤ 本人のみ　過度に疲労感を感じず業務をすることができている	✓		
⑥ 本人のみ　現在の仕事で苦手な業務はありますか？	（なし）・あり（　　　　　　　　　　）		
⑦ 本人のみ　現在の仕事量は右記のうちどれに当てはまりますか？	少ない　・　（適量）　・　多い		

上記項目以外で職場のコミュニケーションや仕事ぶり・仕事の量や質などで**「改善したい」**と感じていることがあれば記入してください（自由記載）　***書類の整理整頓はできていないと思う。***

その他に困りごとがあれば記入してください（自由記載）

職場での困りごと情報整理シート【上司用】　　　　　（記載日　　　年　　　月　　　日）

		A 当てはまる／現状のままでよい	B 改善するとさらによい	C 職場に合わない項目である／該当なし	D 分からない
*質問項目は共通項目が16項目、上司用のみ追加項目が2項目あります。					
*どの期間について記入するか、あらかじめ決めてください。 (直近　　週間/ **1** ヶ月) ・ (　　年　月～　　年　月)					
Ⅰ 生活習慣（上司用シート　項目なし）					
Ⅱ 出勤状況					
1	仕事に影響を与える健康上の問題（頭痛や体のだるさや下痢など）をうまくコントロールしながら仕事ができている	✓			
2	欠勤・遅刻・早退なく、出勤できている	✓			
3	職場での適切な服装と身だしなみを保つことができている	✓			
4	職場内のルールを守ることができている		✓		
5	職場で整理整頓ができている		✓		
Ⅲ 職場のコミュニケーション					
6	挨拶やお礼、お詫びが適切にできる		✓		
7	必要なときに、上司や同僚に報告・連絡・相談ができる		✓		
8	必要なときに、人前で適切に質問や説明ができる			✓	
9	職場の同僚などと円滑なコミュニケーションをとることができている		✓		
10	お客様や社外の人と交渉し、複数の（利害）関係者の意見を調整することができている			✓	
Ⅳ 仕事ぶり					
11	仕事ぶりにムラがない				✓
12	不注意によるミスが目立つことなく、業務を遂行できている		✓		
13	優先順位を考えるなど、段取りよく業務を遂行できている		✓		
14	業務中は集中力を保つことができている		✓		
15	職位及び経験年数相応の業務をこなすことができている		✓		
16	求められている水準の質の業務を遂行している (高すぎる/低すぎるなどない)		✓		
①上司用	（上司からみて）本人の仕事量は右記のうちどれにあてはまりますか？	少ない ・ (適量) ・ 多い			
Ⅴ 資源・支援					
②上司用	（上司は）本人の状況を把握するために声かけができている	✓			

その他の困りごと（自由記載）

本人はミスが多い。休憩時間が多く、仕事を集中してやっているように見えない。ミスを軽く捉えているようで、指摘したミスが次も直されていない。ミスを指摘した同僚に対して不遜な態度をとる。

業務再構築が必要な場合は、本人が認知している特性を上司や同僚に通知することも検討する必要があります。"段取りよく仕事をすることが苦手だ"、"確認作業が苦手でミスが多い" などのように診断名がなくても伝えることが出来ます。

　次に業務再構築についてです。一般的に健康障害をもつ労働者に対して必要な就業上の配慮に関しては、2つの目的を挙げることができます。1つめは就業の継続による健康状態の増悪を回避すること、2つめは労働者の業務遂行能力をより生かすことです。

　発達特性を有する労働者は、その特性上苦痛を強く感じる職場環境下や苦手とする職務を担当することにより、他のメンタルヘルス不調を併発する可能性があります。発達特性をふまえて、同じ職場で本人の特性を生かすことのできる業務があれば、業務の見直しを行い、適切な業務に従事することを産業医として強く勧奨しましょう。適切な業務へ従事することができれば、上司や同僚の負担軽減にもつながります。

　次に現在の業務もしくは見直し後の業務であっても、本人の特性が事例性につながらないような工夫を考えてみましょう。具体的な工夫を本人や職場と考えていきましょう。具体例を表に示します。

事例性の例	対応方法の例
会議の時間を忘れてしまう 手帳をなくす 言われたことをすぐ忘れる 段取りよく仕事が出来ない 複数の仕事をこなせない 仕事を先送りにする	スケジュールアプリの利用 キーホルダーのような金具等つけて紛失防止 メールもしくは印字したものを示す （可能な限りで）いくつかパターン化して示す （可能な限りで）日、週ごとに上司とともに予定管理 タスクレベルでの進捗管理の頻度を増やす タスクレベルでスケジュールアプリで管理

　就業上の配慮は表のような工夫程度のものから、職務変更や異動の検討など大掛かりなものまで考えられます。ADHDやASDの確定診断がない場合は大掛かりな配慮について会社の理解が得にくいことがあります。いくつかの工夫をしても、本人の特性により現在の業務の遂行が難しければ、業務変更を依頼する必要があります。職務変更や異動など大掛かりな就業上の配慮が必要な事例もあります。

　業務変更後も周囲の支援は必要不可欠です。産業保健スタッフは周囲が正しい知識で症状を理解できるように支援を行います。何ができて何ができないのか、どのような支援があれば業務を遂行できるのか、主治医に判断を仰ぎ、産業医が主体的に動き、仕事への適応のために必要な支援を行いましょう。

最後に雇用形態の変更についてです。雇用形態の変更のひとつの例として障害者雇用があります。ADHDやASDの確定診断がついた、ということのみで障害者雇用に切り替わることは一般的ではありません。障害者雇用は、雇用形態、賃金体系が一般雇用と異なることが多いため、障害者雇用に切り替えることは、会社の大きな判断となります。産業保健スタッフが主体的に動く事柄ではありませんが、障害者雇用に切り替える事例もあるようだとの人事部門への情報提供はあってもよいでしょう。

　本人や家族の意向も確認する必要があり、踏まなければいけないプロセスが多くあるでしょう。しかし障害者雇用に切り替えることによって、職場環境の配慮や周囲の支援が受けやすくなるとの報告もあります。本人が中期的に働き続けることを目標とした場合、障害者雇用に切り替えることが有用なケースもあるでしょう。その際は障害者雇用の前提として主治医の診断をもとにした障害者手帳の取得が必要になります。

第9節 まとめ 〜対応にあたって注意すること〜

　発達特性を有する労働者が職場で生じやすい事例性とその対応の仕方について紹介してきました。対応する上で支援する側に必要なことは、労働者本人が自身の能力を発揮できるためにどのような環境が整えばよいのかを本人とともに真剣に考えること、労働者の気持ちを大事にすることだと考えます。発達特性によりワガママと捉えられることもあり、発達特性があると分かっている支援者でも、彼らを理解し、寄り添うことに困難を感じることもあるでしょう。自分が同じ発達特性を持った人だったらどう考えるかに思いを馳せ、例えば「指示通りにしっかりやったのに、（言語化していない）意図を理解してやれと言われ納得がいかない…」や「分からないことは聞いてよいと言われたけど、聞いたら怒られた…」など、彼らの立場になって考える姿勢を忘れたくないと思います。

産業保健スタッフの取組み   塩野義製薬株式会社

　本人が産業保健スタッフに相談で来られるのは、二次障害の症状（抑うつ症状、自傷行為など）を抱えるなど、どうしようも無くなったタイミングが殆どです。このような状態においては本人の症状改善が優先事項と考え、職場への関りは一旦後回しにしています。

　一方で、本人の「業務上の問題」について相談に来られるのは、本人の上司や同僚が殆どです。本人と話し合っても解決できない、本人との関係に溝が生まれ修復できない、という相談が多いように思います。本人は「怒られる、否定される、蔑まれる」という事を困り事として抱えていることが多いように思います。上司や同僚が感じている「困り事」と本人が抱える「困り事」は異なるという認識を持たないままに、裁判のように双方が意見を主張し合うだけでは、特に溝が生まれた人間関係の築き直しは出来ません。変化が苦手な本人に変化を求めるだけではなく、変化出来る側＝職場（上司や同僚）が本人の特性や困り事を知り、「一緒に取組もう」という姿勢で話し合うことが関係再構築の糸口になります。産業保健スタッフは、この糸口のKeyとなる職場の協力を得るため、職場と本人、双方の視点を伝える翻訳者の役割を担っています。

他職種の連携による経過良好例

JR東海株式会社　産業医　澤島智子

　これまで経験した事例の中で、その従業員が将来にわたって仕事を続けていくことができるだろうかと、見通しが困難な例がありましたが、他職種と連携し、現在も働き続けている例があります。

　その従業員は入社後すぐに、同期従業員と比較し、明らかに業務能力が劣り、独特なコミュニケーションで周囲からも孤立した状態にあり、同期従業員とのトラブルからメンタルヘルス不調となり、数か月の休業期間を要しました。復帰後も、同期社員がすでに従事している販売業務ではなく、対外的に影響の少ない雑用に従事していました。ある時、本人が人事労務担当者に「自分は発達障害の傾向がある」と申告したことをきっかけに、職場管理者と本人を指導する立場になる一般社員を交え、産業医が本人への配慮事項を伝える場を設けました。また、かかりつけ医療機関からは担当の臨床心理士が産業医に面接での本人の様子を、産業医から医療機関の臨床心理士には職場での配慮状況を情報共有しました。この連携により、まずは職場では本人の特性を理解し、本人とのコミュニケーションと業務調整が行われ、医療機関では企業や事業所の事情を考慮した助言が本人に対して面接時に行われました。産業医は、本人との面談で経過を確認していくとともに、職場と人事労務担当者、医療機関をつなぐ役割を持ち、何か問題が生じた時の調整役となりました。本人は、金銭の計算には時間がかかりましたが、次第にミスが減り、商品の案内については内容を覚えると、非常に丁寧な案内ができるという長所もあり、現在では事業所の一戦力として活躍しています。

　職場での配慮や支援において、他職種が連携し、職場管理者や周囲の社員が本人の特性を理解した上でのコミュニケーションと業務調整を行うことで、非常に強い特性がある場合でも本人の長所を活かすことが期待できると思います。

第7章

専門家との連携のコツ

産業医科大学　産業生態科学研究所
産業保健経営学

永田 智久

本章では、職場（産業保健スタッフや上司・人事）が専門家と連携する際のコツについて述べたいと思います。ここでの専門家は外部医療機関（主治医）です。もっとも大切なことは、「職場（産業保健スタッフや上司・人事）と専門家が、本人がより良い状態となるよう、信頼関係を構築すること」です。本人を支えているのは、家族・友人を除けば職場（上司・人事）、産業保健スタッフ、主治医が中心です。この3者が連携せず、独立して本人の支援をしていては、まるで“線”で本人を支えているかのように、脆く壊れやすいものとなります。たとえば、職場で遅刻・欠勤がではじめたとき、その状態を上司が産業保健スタッフや主治医に共有しなければ、本人がその状態に困って相談しない限り、遅刻・欠勤の問題点は共有されません。あるいは、主治医が本人にする指示・アドバイスと、産業保健スタッフが本人にする指示・アドバイスに矛盾する点があると、本人は混乱し、不信感を抱くきっかけになるかも知れません。職場（産業保健スタッフや上司・人事）と専門家とが強固な信頼関係で繋がり、“面”で本人を支えることができれば、安定した支援が可能となり、その結果、本人を安定した状態へと導くでしょう（**図1**）。

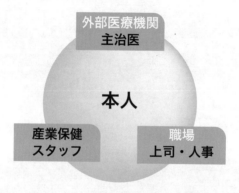

図1　本人を周囲が面で支える体制

第1節　立場の違い

　信頼関係を構築するためには、まずは双方が置かれた立場・状況をお互いに理解することが必要です。

　本人（患者）と主治医との関係は、医師─患者関係です（**図2**）。つまり、1対1の契約が成り立っており、医師は患者のために最大限の努力を払います。医師は患者の秘密を厳守し、全人的ケアによって患者の自律性を最大限尊重する義務があります。一方で、産業医は本人（労働者）との間に契約関係がありません。本人は会社との間

に労働契約を結んでいます。会社は労働者を安全に、かつ、健康に働かせる義務があり、一方で、労働者は働くことができるよう自己の健康を管理する義務があります。産業医は会社と労働契約（産業医契約）を締結しており、産業医業務の一環として労働者の面談を行います。そのため、産業医の責任範囲は、労働者本人のみならず、同僚を含む職場、また、会社全体も含む全体最適を考えることになります。つまり、本人および会社全体の幸福を最大化することが求められています。

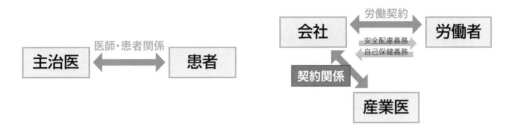

図2　契約の関係図

　このような状況のなかで、本人は安心して産業医に相談できるのでしょうか。たしかに、幸いにして医師である産業医を信頼し、気兼ねなく相談しているケースが大半です。医師や保健師等の医療職には守秘義務が課せられてもいます。しかし、職場のなかで健康情報がどのように扱われるかについて、ルールを明確にするとともに、本人に対してそのことを十分説明することが、安心して何でも相談できるようにするためには不可欠です。主治医が会社に対して情報開示する際にも、本人の同意があることを大前提として、会社のなかでの個人情報の取扱いが明確であるか否かは、主治医が開示できる情報や内容の範囲にも影響します。産業医や保健師などの産業保健スタッフがいない事業場では、主治医の連携相手が上司・人事となる場合がありますが、その場合はなおさら健康情報の取扱いのルールが必要となります。

第2節　個人情報の保護への配慮

　では、個人情報の保護の観点から、どのようなことに留意することが必要でしょうか。現在、個人情報保護法が改正されたことを契機に、企業のなかでの取扱いに際して特に配慮が必要な健康情報に関して、労働者の健康情報等の取扱規定を策定することが指針で義務付けられています（平成30年9月7日 労働者の心身の状態に関する情報の適正な取扱い指針公示第1号）。取り扱い規程を策定するためのマニュアルも

公開されており、参考になります（https://www.mhlw.go.jp/content/000497426.pdf）。

　ポイントを簡潔に述べると

健康情報（心身の状態の情報）について、
・どの情報を（何を：What）
・どの範囲の者が（誰が：Who）
・どのような目的で取り扱い（何のために：For what）
・同意の取得方法および適正管理の方法（どのように：How）
をルール化し、労働者に周知する

です。事業場内に産業医や保健師等の産業保健スタッフがいる場合には、機微な健康情報は原則として医療職を中心として取り扱い、企業が必要な情報は医療職が適切に加工して活用している企業が多くあります。たとえば、復職時の面談を産業医が行った際、面談時に聴取した内容すべてを関係者と共有するのではなく、現在の健康状態・治療状況と仕事への影響、就業配慮の必要性の有無についての意見を「産業医意見書（就業上の措置に係る意見書）」という形で共有するのです（参考：長時間労働者、高ストレス者の面接指導に関する報告書・意見書作成マニュアル、https://www.mhlw.go.jp/bunya/roudoukijun/anzeneisei12/manual.html）。このような取り決めをすることにより、労働者が安心して相談できる環境を整えます。

　以上は一般的なルール化で必要なことですが、個別対応の際には、常に「労働者の同意」を取得することを原則とすべきです。前述の復職時の面談の際、産業医意見書を作成した後に、その内容を本人と共有し、本意見書を誰に対して、どのような方法で共有するかについて、産業医である筆者は説明するようにしています。このことは、単に認識の齟齬によるトラブルを予防するというのみでなく、本人から信頼され安心して相談してもらうために役立っていると思います。なお、復職時の面談で産業医意見書を作成した場合は、必ず主治医に対してもその結果を共有するようにしています。産業医意見書の内容を記載した主治医宛の診療情報提供書を作成します。本人の同意を得る必要がありますので、筆者の場合は、診療情報提供書を開封した状態で本人に渡したうえで、次回受診時に主治医に手渡していただくよう伝えることが多いです。このように、本人同意を原則とすることで、一般化されたルールを具現化し、安心して相談できる環境を醸成することができます。なお、本人同意を取得する例外として、労働者の生命や健康の保護のために緊急かつ重要であると判断される場合は、同意取得よりも対応をおこなうことを優先する場合があります。

　個別対応の際にもう1点、留意していることがあります。先ほどは面談後の同意取

得を述べましたが、面談<u>前</u>の同意取得です。とくに初めて面談をする労働者の場合に、面談の冒頭で

「はじめまして。産業医の〇〇です。復職に際して、復職の可否やどのような配慮が必要かの意見を述べるために面談を行わせていただきます。ここでお話した内容はプライバシーが守られますので、安心して何でもお話ください。ただし、復職の可否や必要な配慮に関する事項は産業医意見書としてまとめ、関係者（具体名）に共有されます。産業医意見書の内容は最後に共有します。〜」

と伝えます。この事例は、健康情報を医療職が取り扱い、適宜加工して企業で利用するというルールを想定しています。そのため、説明内容はその会社の健康情報の取扱規定に則り変える必要がありますが、面談前に面談目的と情報の取り扱いについて説明し、労働者の同意を得たうえで、安心して相談してもらう、ということは共通した方法です。

参考：「労働者の心の健康の保持増進のための指針」（平成27年11月30日 健康保持増進のための指針公示第6号）

第3節 産業医と主治医との連携

　具体的な事例で連携のためのコツについて解説します。産業保健スタッフと主治医とのやり取りは、通常文書で行われることが一般的です。そこで、文書（紹介状、診療情報提供書）の例を示し、具体的な記述内容についてみていきましょう。

事例1：産業医から主治医への紹介状

　入社2年目の営業職。産業医面談により、外部医療機関への受診が必要と判断し紹介したケースです。

ポイント

・産業医がいつ、どれくらいの頻度で執務しているかについて記載しています。主治医は、産業医がどれくらいの頻度で本人のフォローを行うことができるかについて想定することができます。

・業務内容について詳細に記述しています。業界の専門用語は用いず、一般にも理解できるよう留意します。業務負荷が思い浮かぶようにできるとよいでしょう。

・職場の困りごとについて詳述します。本人がもともとどのような人であり、いつ頃から、どのようなきっかけで、どのような状態となったかを時系列を追って記載しています。「もともとどのような人」であるかの情報は、本人の状態の連続性を判断

するのに不可欠です。入社当時からミスをよくする人と、当初はミスをほとんどしない人とでは、現在の「ミスをよくする」状態への評価がまったく異なります。この変化を時系列順に、具体的なエピソードを交えて記述することで、職場がどのようなことで困っているかがわかります。

・職場の困りごとについて、職場が本人に対してどのように対応したか、また、本人はそのことをどのように認識しているか、について記述します。紹介状を受け取った主治医は、本人に対して診療をするわけですが、特に本人がどのように認識し、また、医療機関を受診することとなった経緯や目的が明確であれば、より円滑に診療を始めることができます。

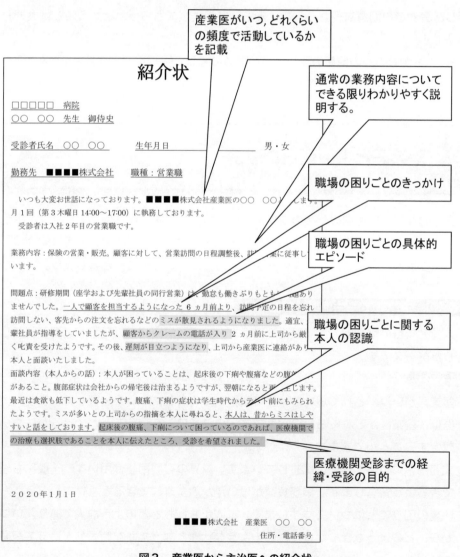

図3　産業医から主治医への紹介状

事例２：産業医から主治医への診療情報提供書

入社７年目のシステムエンジニア。普段からうつ病の診断で医療機関に定期受診中であるが、産業医が主治医と職場の状況について情報共有した方がいいと判断したケースです。

ポイント

・業務内容やもともとの性格・人柄について記載しています。

・定期的に通院中の人ですが、職場では産業医がどれくらいの頻度で面談しているかについて記載しています。

・職場での困りごとについて具体的なエピソードを交えて詳述しています。主治医の診療場面では、情報は本人から（場合によっては家族から）聴取します。そのため、

診療情報提供書

□□□□□　病院
○○　○○　先生　御侍史

受診者氏名　○○　○○　　　　生年月日　　　　　　　　　　　　　男・女

勤務先　■■■■株式会社　　職種：システムエンジニア

いつも大変お世話になっております。■■■■株式会社産業医の○○　○○と申します。月１回（第４木曜日 14:00〜17:00）に執務しております。
受診者は入社７年目のシステムエンジニアです。
業務内容： システムのプログラミング。現在は物流の在庫管理システムを作成するプロジェクト（メンバーは４人）の一人として活動。本システムの納期は約半年後であり、現在は進捗が１ヵ月遅れている。

> 通常の業務内容についてできる限りわかりやすく説明する。

経過と問題点： 大学院卒で弊社に入社し、専門性を活かしてシステムエンジニアとしての業務を行っています。非常に真面目な性格で、高い集中力で周りからの信頼もあつく、仕事にも熱心です。１年前、うつ病で３ヵ月間、休職し、以後、貴院にて治療しております。復職後は比較的状態は安定しており、２ヵ月に１回、産業医面談を行ってまいりました。現在、就業制限はついておりません。

> もともとの性格

> 職場でのフォロー状況、現在の就業制限の有無

先日、本人の上司より次のような内容の相談がありました。「目の下にクマができていたため心配になり本人に確認したところ、『ここ２日間、徹夜で作業している。進捗が遅れており、頑張らないと。最近調子がよく、全く眠くならない。力が身体中にみなぎっている感覚。このままの調子で頑張りたい』とのことであった。しかし、同僚からは『イライラした様子で、ミスも目立つ。約半年に１回、期間は短いが同じようなことが起こる』とのことでした。これらのことを産業医面談でご本人に確認しましたところ、事実ではある一方で、ご本人としては困っていない、とのことでした。私からご本人に対して、双極性障害の症状である可能性が否定できないこと、また、もしそうであった場合は治療方針が変わる可能性があることを説明し、主治医の先生への情報共有について承諾を得ております。

> 職場の困りごとの具体的エピソード
> ・上司からの情報
> ・本人からの情報
> ・同僚からの情報

> 職場の困りごとに関する本人の認識

以上、最近の職場での状況について、ご診療の参考にしていただければ幸いです。

> 医療機関受診までの経緯・受診の目的

２０２０年１月１日

■■■■株式会社　産業医　○○　○○
住所・電話番号

図４　産業医から主治医への診療情報提供書

職場での様子は、本人の認識を通して把握されます。本人が問題と感じていなかった、関心を払っていないことである場合、情報の共有がなされないことがあります。職場では本人からのみでなく、上司・同僚等の職場からの情報も把握することができ、多面的な情報により本人を評価することができます。今回の事例は、双極性感情障害のなかでも、「そう状態」が短期間である双極Ⅱ型障害が疑われるケースです。もし診断が変われば、治療方法も異なります。そのため、本人を介して主治医と職場とが連携することで、より本人にとって適切な治療に結び付けることができた事例です。

いずれの事例も、文書（紹介状、診療情報提供書）は本人にも確認してもらい、本人の同意のうえで主治医に交付するように留意します。

第4節　職場と主治医との連携

これまで産業医と主治医との連携の事例をみてきました。しかし、労働者数50人未満の事業場等、産業医が選任されていない企業や事業場もみられます。その場合、職場の状況をどのように主治医と連携すればよいでしょうか。

まず、職場における困りごとについて、しっかりと情報を集約し、整理することが重要です。その際に役立つツール「職場における困りごと情報整理シート」について紹介します。

https://www.jstage.jst.go.jp/article/sangyoeisei/advpub/0/advpub_2019-004-S/_pdf

事例3：上司が把握している本人の職場での困りごと

入社2年目の総合職。品質管理課でISOの内部監査に関する業務を担当。

ポイント

・シート（**図5**）をみると、「段取りよく業務を遂行している」「複数の業務があった場合は優先順位を考えて遂行している」「不注意によるミスが目立つことなく、業務をこなしている」の3点について、以前から出来ていないことがわかります。そして、以前は欠勤・遅刻・早退なく出勤していたが、ここ2週間で遅刻することがあり、また、表情が暗い等の変化が出ていることがわかります。

・このシートを使用して上司が記入することで、上司自身も本人の状態を正確に認識することができます。また、この情報を本人と擦り合わせることで、認識の齟齬の

上司からの情報提供シート

記載日　●　年　●　月　●日

所属部署▢　品質管理課　　　　　職位　●級　　　職種　総合職

業務内容▢　　ISO　内部監査／　製品　●●担当

各項目について、右記の7つの選択肢の中から最も当てはまるものに○をつけてください	現時点で出来ている		現時点では出来ていない			分からない	該当場面なし
	十分に出来ている	ある程度出来ている	以前の状況				
			出来ていた	出来ていない	分からない		
Ⅰ 出勤状況							
1 欠勤・遅刻・早退なく出勤している			○				
2 出勤時間は同僚と比べ早すぎたり遅すぎたりしない	○						
3 体調が悪い時は適切な方法で連絡がある						○	
4 業務中は長時間離席することなく、仕事に取組んでいる				○			
5 職場での適切な服装や身だしなみを保っている				○			
6 職場で決められたルールを守っている		○					
7 職場で整理整頓をしている				○			
Ⅱ コミュニケーション							
8 挨拶やお礼、お詫びを適切にしている		○					
9 上司や同僚に報告・連絡・相談を適切にしている				○			
10 場面に応じて、適切な言動（準備や質問など）をしている				○			
11 必要に応じて、適切に人前で発表をしている		○					
12 同僚らと協力し、円滑に業務を進めている				○			
13 立場の違う相手(顧客/他部署など)と交渉し意見を調整している						○	
Ⅲ 業務遂行能力							
14 集中力を保って業務に取り組んでいる		○					
15 仕事ぶりにムラなどなく業務を遂行している		○					
16 段取りよく業務を遂行している			○				
17 複数の業務があった場合は優先順位を考えて遂行している			○				
18 不注意によるミスが目立つことなく、業務をこなしている			○				
19 与えられた業務は責任を持って最後までやり抜いている				○			
20 職位及び経験年数に応じた業務をこなしている				○			
21 専門性のある業務も担当している							○
22 組織目標達成のために、自らも取り組んでいる							○
Ⅳ その他							
23 顔色/髪型/声の大きさ/表情/アイコンタクトなどの変化	(あり)・気付いた時期　2週間前						
24 本人が困っていそうな時に相談にのったことがある	(あり)・　なし						
25 仕事の量は時間内に処理できる量の仕事だと思う	(そうだ)・分からない・そうでない						
26 仕事の内容は本人の能力に合った仕事だと思う	そうだ・(分からない)・そうでない						
Ⅴ　その他に困りごとや、上司として考えている解決のポイントなどがあれば記載してください（自由記載）							
2年目社員です。他の若手社員と比べて、ミスが極端に多く、何度言っても同じ間違いをしたり、教えたことをすぐに聞いてきたりするので、先輩社員から私に、一緒に組みたくないとの申し出が2か月ほど前にありました。その頃から、出勤はしていますが、ギリギリに出勤し、表情が暗いようです。							
Ⅵ　上記項目のうち、上司として「最も困っている」や「すぐに改善してほしい」項目を1つ選び記載してください　　　　　　　　　　　（　　　　　　　　　　　）							

図5　上司からの情報提供シート

有無も知ることができます。

・本人が受診をしていないケースでは、次のように本人に受診を勧め、職場側の情報が主治医に伝わるようにしましょう。

「ここ2週間、遅刻が多く、表情も暗いように感じるよ。精神的に何らかの不調が出ているのではないか？ 私は専門家じゃないから、あなたに治療が必要な状態かどうか分からない。一度、治療が必要かどうかも含めてメンタルクリニックを受診してはどうだろう」と本人に受診を促します。

・主治医に対しては、職場の状況もよく理解していただくことが重要です。そのため、本人に対して、「職場の状況を主治医によく説明した方がよいと思うので、上司である私が一緒について行ってもいいし、このシートを持って説明してくれてもいい」と上司は本人に伝えます。

⇒同行する場合：本人の職場での困りごとを減らすために、職場が取り組むべきことと、本人が取り組むことを質問するとよいでしょう。

⇒同行しない場合：添付のシート「上司からの情報提供シート」のように整理された情報を紙ベースで伝えることは、効果的・効率的に情報を伝えることができ、主治医も喜ばれることが多いと思います。このシートの情報を会話で伝えようとすると15分以上はかかってしまうでしょう。

・この事例においては、本人と先輩社員との関係性悪化が原因となっている可能性もあります。そのため、本人の状況を同僚にどう説明するかは重要な問題です。主治医と職場の状況を十分に共有したうえで、「職場が取り組むべきこと、また、本人が取り組むこと」について意見を聴取したいところです。

　本章では、専門家との連携のコツについて記載しました。本人を中心として周囲が信頼関係をもって支援することが重要です。ただし、信頼は何もないところでは生まれません。また、信頼は脆く壊れやすいものです。強固な信頼を築くためには、本人に十分な説明を行い同意を得る、文書で情報をやりとりしつつ認識の齟齬をなくす等、コミュニケーションのプロセスでの具体的行動が大切です。このような公正な態度によってこそ、本人にとっても、会社にとっても幸せな最適な答えをえることができると思います。

企業との連携時に、主治医の立場で意識していること

大阪市立大学大学院医学研究科　神経精神医学　出口裕彦

　私は日常診療の中で、診断書や診療情報提供書、患者さんの同意の上での産業保健スタッフや人事労務担当者の同伴受診、などを通して企業と連携します。連携にあたって最大の障壁となりうるのが個人情報保護、プライバシーの問題です。そのため、私が企業側に情報提供する場合には、この点に最大限に配慮し、企業側に伝えてよいこと、伝えてほしくないことをあらかじめ患者さんと話し合うようにし、患者さんの不利にならないことを意識しています。一方で、復職可能になった場合、復職時に産業保健スタッフや人事労務担当者が重視するであろう、①復職意欲が十分にあること、②日中は昼寝なく活動が可能で、睡眠と食事が確保できており、生活リズムが整っていること、③内服、通院治療が継続できていること、などを前提に診断書を記載するよう意識しています。

　私はまた連携にあたって、精神科主治医は基本的に患者側に立つ、産業保健スタッフは中立、人事労務担当者は基本的に企業側に立つ、という互いの立場を知り尊重するということも重要であると考えています。立場の違いを理解し、互いの立場で、患者さん（被雇用者）のためにできることをできる範囲でこなしていく、という姿勢が無理のない支援、連携に繋がるのではないでしょうか。

主治医として発達障がいを持つ本人が受診された際に企業（産業保健スタッフや人事部）との連携方法で工夫／意識していること

大阪市立大学大学院医学研究科　神経精神医学　岩﨑進一

　発達障がいを持つ方が受診する場合、同僚や上司などのクレームから産業保健スタッフや人事部の方が困って本人を受診させることがよくあります。その際にはまず、企業側がどの程度本人に対してネガティブな感情を持っているかを確認しています。その上でこれまでのメンタルヘルス対応のように外部医療機関に受診させて、良くなって帰って来るという考えを変えてもらうこと、環境調整が重要になること、特別扱いへの拒否感を緩和してもらうこと、対応の限界点を決めておくことなどを職場に少しずつ伝え、働きかけるようにしています。本人に対する職場のネガティブな感情が強い場合、職場に対する強い要求は困難ですので本人の障がいの程度とすりあわせをしていきます。またそのためには病名や症状など、どこまで職場に情報を開示するかに関して本人とよく相談しておくようにしています。

発達障害の事例性にチームで対応する

日本製鐵株式会社　産業医　田中　完

　最近発達障害ではないかとの相談が増えました。新型うつやパーソナリティー障害が注目された時も、周囲との人間関係や仕事がうまくいかない等の事例性の高い相談はそれらの疾病と疑われてくることが多く難渋する事例も少なからずありましたが、最近の発達障害の事例はアセスメントをすると対応がうまくいくことが多いと感じます。とはいえ、発達障害はADHDやASD、なかにはLDもいて、程度や知的レベルなども様々なため、一概には難しい点があります。だからこそ、産業医がスクリーニングし精神科医に診断をつけてもらい、臨床心理士が本人の病識や受け止め、苦手なところを丁寧にアセスメントし、それをまた産業医が精神科医、会社（人事や職場）とうまく調整することで解決に結びつけることができます。適正配置がうまくいって活躍し認められることもありますが、障害者手帳を取得する必要がある事例、残念ながら退職（転職）する事例もあります。しかしながら皆自分を知り、前向きにとらえ、人生の良いきっかけとなったと笑顔となった方が多いです。発達障害を不得手とする精神科医がいることもあるし、臨床心理士を活用出来ない事例もありますが、もっとチームを意識し連携したほうが本人と周囲にとって良い結果となると考えています。

第8章

障害者雇用に関する人事労務管理上
知っておきたいこと

森本産業医事務所　代表

森本 英樹

障害者雇用^{（注釈1）}の現状

　民間企業（45.5人以上の規模の企業）に雇用されている障害者の数は、2020年6月時点で約58万人です。このうち精神障害者は約9万人、身体障害者は約36万人、知的障害者は約13万人です[1]。障害者の雇用者数は年々増大しているのですが、特に著しく伸びているのが精神障害者の雇用です。2010年の時点での精神障害者の雇用者数は1万人を切っていましたので、2020年と比較すると約8.9倍になっています（**図1**）。なお、障害者の雇用において一定の役割を果たしているのがハローワークです。年間の就職件数は約10万件あり、精神障害者は約5万件とかなりの割合をしめています[2]。

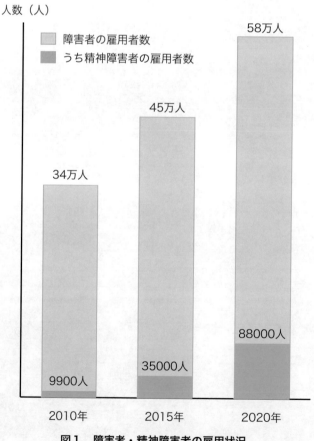

図1　障害者・精神障害者の雇用状況

86

行政の障害者雇用の方針は、障害者雇用対策基本方針で示されています[3)]。現在の基本方針は2018年から2022年までの5年間を対象として、最終年度に43.5人以上規模の企業で雇用される障害者数を58.5万人とすることなどが目標とされています。また、就労を希望する障害者の障害種別が発達障害も含め多様化し、職業リハビリテーションの需要が多様化・複雑化している現状を踏まえ、行政のきめ細やかな支援体制の充実を図ることを目標の1つとして掲げています。

障害者雇用の拡大と並行して課題になっているのが、職場への定着です。ハローワークが紹介し就職した障害を持つ人の定着率の調査では[4)]、一般企業における発達障害者の1年経過時点での定着率は71.5%でした（知的障害者は68.0%、身体障害者は60.8%、精神障害者は49.3%）。なお、障害者求人として雇用された場合では1年経過時点での定着率は79.5%であったのに対し、一般求人の場合では33.3%と差がありました。新卒採用での定着率については別途調査されています[5)]。1年経過時点での定着率は高卒で82.9%、短大卒で82.4%、大卒で88.5%ですので、上記と比較する際の参考にしてください。

第8章

障害者雇用に関する人事労務管理上知っておきたいこと

第2節 会社として把握しておくべきこと

1）雇用義務制度（法定雇用率）と除外率

一定規模以上の民間企業が労働者を雇い入れる場合には、障害者雇用促進法により障害者を雇用する義務があり、その率を法定雇用率とよびます。法定雇用率は2021

図2　障害者雇用数のカウント方法

週所定労働時間	30 時間以上	20 時間以上 30 時間未満
身体障害者	1	0.5
身体障害者で重度	2	1
知的障害者	1	0.5
知的障害者で重度	2	1
精神障害者	1	0.5※

※精神障害者である短時間労働者で、以下の2点を満たす人については、1人をもって1人とみなす。
・新規雇入から3年以内、又は精神障害者保健福祉手帳取得から3年以内
・2023年3月31日までに雇入れられ、精神障害者手帳を取得した

87

年３月に2.2%から2.3%に引き上げられ、その結果対象となる事業主の範囲が、従業員43.5人以上になりました。この制度上は身体障害者手帳、療育手帳、精神障害者保健福祉手帳の所有者を実雇用率の算定対象としています。

　障害者はフルタイム（週40時間）で就業するのが困難な場合があること、重度の障害者の社会参加を促進する目的から、労働時間と障害の差異によって障害者雇用数のカウント方法が定められています（**図２**）。また、除外率制度といって、一定の業種では障害者の活用に困難をきたすと考えられていることから、障害者の雇用義務を軽減する制度があります。なお除外率制度は徐々に解消する方針です。

２）障害者雇用に関する状況の報告

　障害者を雇用する義務のある事業主は行政に報告を行う必要があります。年に１回６月１日現在の身体障害者、知的障害者、精神障害者の雇用に関する状況を公共職業安定所長に対して報告しなければなりません。

３）障害者雇用納付金制度

　障害者を雇用することは事業主が共同して果たしていくべき責任であるとの考えから、事業主間の障害者雇用に伴う経済的負担の調整を図る制度です。

　法定雇用障害者数を下回っている事業主は障害者雇用納付金（不足１人当たり月額５万円）を納めることとなり、法定雇用障害者数を超えている事業主は、障害者雇用調整金（超過１人当たり2.7万円）が支給されます。その他、常用労働者数100人以下の事業主を対象とした障害者雇用報奨金といった制度もあります。

４）雇用率達成指導

　障害者雇用の義務をはたしていない事業主（特に障害者雇用の不足数が多い場合）に対し、ハローワークから行政指導が行われることがあります。流れとしては、①ハローワークが雇入れ計画の作成命令を出す、②企業が雇入れ計画書をハローワークに提出する、③企業が雇入れ計画を実施する、④雇入れ計画を怠っている場合に、ハローワークが適正な実施を勧告する、⑤計画に基づく障害者雇用が進まない場合には行政の特別指導が行われ、企業名が公表される可能性が出る、となっています。

５）障害者職業生活指導員、障害者雇用推進者

　障害者を５人以上雇用する事業所では、障害者職業生活指導員を選任し、その者に障害のある従業員の職業生活に関する相談・指導を行わせることとなっています。障害者職業生活指導員は資格認定講習の修了などが要件となっています。

　また、障害者の雇用義務が生じる規模以上の企業は、障害者雇用に関する企業内部

の責任体制を確立し、障害者に係る実効ある雇用推進措置及び雇用管理を行う目的のため、障害者雇用推進者を選任するよう努めなければならないとされています。

6）精神・発達障害者しごとサポーター養成講座

精神・発達障害者の職場定着を高めるために、一般従業員を主な対象に、精神障害、発達障害の理解を高めることのできる講習会が開催されています。

7）助成金制度など

障害者雇用と就労継続を推進するため、各種助成金制度が設けられています。労働局やハローワーク、独立行政法人高齢・障害・求職者雇用支援機構などが窓口となっています。なお、助成金制度については、手帳を持たない人の雇用も含まれます。他にも障害者の雇用や就業に積極的な企業に対し、税制優遇制度もあります。

8）プライバシーに配慮した障害者の把握・確認ガイドライン

障害者雇用は納付金制度やハローワークの行政指導とも関係することから、採用時や企業内ですでに雇用されている従業員の中から、会社に障害者手帳を持っていることを申告していない人を探したいと考える場合があります。これらの情報は機微な情報であり、個人情報保護法との関連もあり、情報の不適切な取り扱いを防止する目的からガイドラインが作成されています。具体的には、利用目的の明示や呼びかけの方法、把握した情報の更新、情報の保管方法などの記載があります[6]。

9）解雇についての留意点

事業主が障害者を解雇しようとする場合には、その旨を速やかにハローワークに届けることが必要です。ただし、労働者の責めに帰すべき理由により解雇する場合または天災事変、その他やむを得ない理由により事業の継続が不可能となったことによる解雇は除きます。これは障害者が職を失った場合に、再就職が困難となる場合があるため、ハローワークが当該労働者の早期の再就職を図るための制度です。

【注釈】
1. 発達特性を有する労働者の中には、精神障害者保健福祉手帳を持つ人がいます。ただし、発達特性を有する労働者のすべてが精神障害者保健福祉手帳を持つわけではなく、精神障害者保健福祉手帳を持つ人が全て発達特性を持っているわけではない点に留意してください。

【文献】•••

1）厚生労働省　職業安定局．令和2年　障害者雇用状況の集計結果．2021.
2）厚生労働省　職業安定局．令和元年度　障害者の職業紹介状況等．2020.
3）厚生労働省．障害者雇用対策基本方針．2018.
4）独立行政法人　高齢・障害・求職者雇用支援機構　障害者職業総合センター．障害者の就業状況等に関する調査研究．2017.
5）厚生労働省　人材開発統括官付．新規学卒就職者の離職状況．2018.
6）厚生労働省．プライバシーに配慮した障害者の把握・確認ガイドライン　2005.

コラム⑩

企業での取組み

株式会社 NTT 西日本ルセント

　弊社は精神・発達障がい社員が多く在籍しますが、困りごとが解消されるとうまくいく事例を多く見てきました。自らをうまく発信できず、何に困っているか周囲が十分理解できない社員に対応するため、日報システムを自社で開発し、日々の状況をきめ細かくフォローしています。これは業務成果に加え、体調や服薬の状況、さらには日々の振り返りを入力できるもので、対面が苦手な社員も発信が容易になっています。

　上長は入力内容に応じコメントの返信や面談の実施等、迅速な対応を心掛けています。また全管理者等出席の週次会議において、何らかの困りごとを抱える社員の情報共有と対処の意識合わせを行うとともに、支援者との連携では双方が持つ情報を共有し、必要な対応を検討・実施しています。一方、主治医との関係では、会社が把握する本人の困りごとが正しく伝わっていないことがあったため、事前に社員との間で主治医に伝える事項の確認や、社員の了解を前提に支援者や上長が同行するなど、必要に応じ実施しています。

第9章

本人の相談先、医療機関への受診や治療について

大阪市立大学大学院医学研究科
神経精神医学

井上 幸紀

第1節 相談場所について

　発達障害ということに、自分で気づくことがあるのでしょうか。発達障害はあるのかないのかではなく、白と黒の間には様々な灰色があるように様々な段階が存在します(スペクトラムと表現します)。様々な程度の発達障害傾向が子供のころからあるものですが、スペクトラムとして様々なレベルがあるため、その程度がひどくない場合や、周囲の理解や受け入れがよい場合には個性や多様性として問題にならないこともあります。記憶など特定の能力が優れている場合もあり、大学院卒業など高学歴で就職した後に、ルールや要求が厳格化される社会においてその特性がより明確となり、事例性が明確になったり、疾病性が前面に出ることもあるようです。大人になって働きだしてから、「あれ、自分は他の人と少し違うのかな」と感じ、人の話やインターネットなどの情報から、自分が発達障害ではないかと思う人もいるようです。

　では自分が発達障害ではないかと感じたときに、どこに相談したらいいのでしょうか。本人による大人の発達障害の相談先としては、以下のものが挙げられます[1]。

〇どこに相談してよいか、わからないとき

① 発達障害者支援センター(発達障害者とその家族が豊かな生活を送れるように、医療福祉、教育、労働などの関係機関と連携し、発達障害者とその家族からのさまざまな相談に応じます。相談支援、発達支援、就労支援、普及啓発・研修が4つの柱になっています)

② 自治体の福祉窓口(発達障害や病気に関わらず、本人やその家族からの様々な福祉的な相談を受付け、解決に向けた調整・支援を行います)

③ 保健所・保健センター(発達障害や病気に関わらず、保健師、看護師、栄養士等により健康相談、保健指導、各種検診などの地域保健業務を行います。保健所は広域的・専門的なサービスを、保健センターは市区町村で身近な保健サービスを行います)

④ 障害者就業・生活支援センター(発達障害を含む就職を希望する障害者や在職中の障害者が持つ問題に応じて、雇用や福祉の関係機関と連携し、就業面及び生活面の支援を行います。また、企業に対して、障害者の個別の障害特性に応じた雇用について助言します)

⑤ 精神保健福祉センター(発達障害を含めた精神科医療に関する全般的な相談、対応業務を行っています)

○仕事に関する相談

① ハローワーク（公共職業安定所：発達障害者に限らず、就職を希望する者への相談・指導、適性や希望にあった職場への職業紹介、雇用保険の受給手続きを行い、雇用主には雇用保険、雇用に関する国の助成金・補助金の申請窓口業務や、求人の受理、職業相談や職業紹介、就職後の職場定着や継続雇用の支援などのサービスを行います）

② 障害者職業センター（発達障害を含めた障害者雇用の相談や情報提供などを行います。就業者には職業評価、職業指導、職業準備支援や職場適応援助等の各種の職業リハビリテーションを行い、雇用主に対しては、雇用上の問題を分析し専門的な助言等を行います）

③ 障害者職業能力開発校（発達障害を含めた様々な障害者等に対し、職業に必要な技能の獲得を目指します。国や都道府県が設置する公共の職業能力開発施設で、障害者等の能力に応じた普通職業訓練や高度職業訓練を行います）

④ 就労移行支援事業所・就労継続支援事業所（発達障害を含めた障害者の就職に向け訓練から就職後の定着支援まで一貫した支援を行います。事業所では就労移行支援と就労継続支援Ａ型・Ｂ型として働く場を提供します。就労移行支援では一般企業への就職を希望する人に就職に必要な技術を身につけてもらいます。雇用契約や賃金はなく、65歳未満の人が原則２年以内で利用します。就労継続支援Ａ型・Ｂ型は共に現時点では就職が困難な人が対象で、賃金は支払われ利用期間の制限もありません。Ａ型は65歳未満で雇用契約があるのに対し、Ｂ型は年齢制限なく雇用契約もないなどの違いがあります）

⑤ 発達障害者支援センター （前ページ①参照）

⑥ 障害者就業・生活支援センター （前ページ④参照）

○精神的問題に関する相談

① 医療機関（精神科）

② 精神保健福祉センター （前ページ⑤参照）

③ 保健所・保健センター （前ページ③参照）

④ 発達障害者支援センター （前ページ①参照）

　もし仕事以上に生活そのものにまで支障が出るのであれば、早めの対応が望ましいと思われます。発達障害の症状や生活に関係する相談であれば、発達障害者支援センターを筆頭に、障害者就業・生活支援センターや精神保健福祉センターなどに相談するのがいいでしょう。就労に関してもう少し細かく分けると、就職に向けての情報収集など一般的な相談は障害者就業・生活支援センター、障害者職業センターなどに、

就職に向けての準備、訓練であれば障害者職業センター、障害者職業能力開発校、就労移行支援事業所・就労継続支援事業所などに、就職活動や雇用前・定着支援であればハローワークや障害者職業センターなどに相談するのがいいでしょう。

第2節　受診と治療について

1）受診先と診断について

　大人の発達障害を診てくれる精神科など専門医療機関を受診することも大切です。ただ「大人の発達障害」に対応できる精神科医は多くはないので、できれば事前に対応可能なのかを電話などで確認してから受診するといいでしょう。受診場所に悩む場合は、医師会や発達障害者支援センターなどに問い合わせてみてください。発達障害の診断は、精神科医が面談や心理テストなどを用いて時間をかけて行います。発達障害の様々な特性は子供のころから認められるものなので、両親など幼少期をよく知る人や、通知表などの成長の記録を持参すると、子供のころにどのような特性を持っていたのかやその程度の情報となり、診断の役に立つことがあります。

　対人関係に悩むことから自分が発達障害ではないかと考えて専門医を受診する方もありますが、診断の結果発達障害ではない、とされることもよくあります。確かにASDなどの発達障害では対人関係に昔から鈍感である場合が多く、他人と同じものや人に対しても興味がない場合も多く見られ、対人関係がうまくいかないこともあります。一方、対人関係に過敏な人がいじめなどを契機に対人関係に不安を持つ場合では、発達障害ではなく社交不安障害など別の病態、診断となる場合も多いのです。

2）医療機関における教育・指導について

　発達障害と診断された場合、医療機関ではどのような治療や対応がなされるのでしょうか。発達障害は個人の特性なので、薬で治すものではなく、また症状を完全になくすことも難しいのです。発達障害はその特性を理解して、自らがその困難を克服する方法を身につけ、仕事を含めた日常生活への影響を軽減することが目標になります。薬物療法はその目標に到達するよう症状を軽減するために使用します。

　治療としては、薬物療法の前に、まず発達障害に対する正しい知識を得るための教育、そして心理・行動療法、および環境調整が行われます。教育としてはこの本の中にあるような内容が示され、個人の特性を理解することで自身の強みと弱みを知り、強みを伸ばして弱みを理解し他者の手を借りて補っていくことで社会生活が送りやす

くなることを目標とします。

　心理・行動療法及び環境調整としては、
○　ペアレントトレーニング（子供の症状に対し親が接し方などを学ぶことを指します。周囲の人が好ましくない行動を注意するだけではなく、ほめて自己肯定感を高め自信を持つようにしていくことなどを含みます）
○　ソーシャルスキルトレーニング（SST：実際に出会うトラブルへの対応を事前に想定練習し、その自己管理能力や対人スキルなどを獲得するようにします）
○　アンガーマネージメント（感情をいかにコントロールするのかを学びます）
○　マインドフルネス（今ここ、に集中する感覚を養います）
○　コーチング（自発的行動を促進するようなコミュニケーションを学びます）
○　バイオフィードバック（脳波や筋電図、皮膚発汗などを画像や音など感知できる形で気づかせ、本人自らがこの情報をもとにリラックス状態に至るように練習します）
などが含まれます。まずは症状を軽減して集中できる環境をつくる、症状が出ても困らないようにどう対処するのかを学ぶことが目標です。
　個別の課題に対して、個人が具体的な対応方法を検討・実践し、自分で対応できるという自信をはぐくむことも大切です。最近はスマートフォンのタイマーやアラーム付きのカレンダーなど様々なアプリケーションソフトの利用も検討できます。例えば、
○　普段の生活で集中が続かない ☞ タイマーを使用する、時間を区切る
○　締切りを守れない ☞ リマインダーを送るアプリを使用する
○　物事を先延ばしする ☞ 優先順位をつける、細かく区切る、To Doアプリを使用する
○　片づけられない、すぐ物をなくす ☞ 置く場所を決める、身体から一定距離が離れたら知らせるアプリを利用する
などが考えられます。

　発達障害による精神症状や対人関係の悪化を理由として仕事を一旦休んで治療に専念する場合もあります。休養や様々な治療により症状が軽減しても、復職する自信が出てこないことから、休職期間が長引くことがあります。そのような場合、多くはありませんが、発達障害に特化したリワーク（外来デイケアの一種）を行っているクリニックもあります。そこでは上記のような様々な心理・行動療法や環境調整を通院で数ヶ月かけて学ぶことができます。発達障害をベースとしてなぜ不適応が生じるのか（発達障害の特性・二次的な要因・周囲の環境等）を探り、それを減らす対応の修得

（症状の緩和・対処法を身につける・環境を変える・周囲の人にサポートを求める等）が行われます。リワークに参加することで、家庭以外に居場所や役割ができるとともに自信も得ることができます。通える範囲でリワークが受けられる場所があるのかどうかなど、主治医と相談するのもいいでしょう。

3）投薬加療について

　様々な非薬物治療を行っても残存する困難に対しては薬物療法が用いられます。ADHDの原因は不明ですが、脳内のドパミンという物質の減少が物事を順序だてて行えない、待つことができない、などの症状に関与すると言われています。このような脳内の神経伝達物質の働きを調整することで不注意、多動／衝動性などの症状を和らげることを目指します。主に使用される薬は以下の３種類です。

○　コンサータ錠（メチルフェニデート塩酸塩：中枢神経刺激薬）

　　脳内の主にドパミンに作用し神経伝達物質の再取り込みを阻害します。１日１回朝に服用し、２〜３日で効果が出ます。副作用は食欲低下、体重減少、入眠困難、チック症状（瞬きや首振りなどの行動を繰り返す）などがあります。

○　ストラテラカプセル・内用液（アトモキセチン塩酸塩：非中枢神経刺激薬）

　　脳内の主にノルアドレナリンに作用し神経伝達物質の再取り込みを阻害します。１日１〜２回服用し、徐々に増量します。効果発現まで１〜２ヶ月かかります。副作用はコンサータ錠より軽いと言われていますが、眠気、胃部不快感、体重減少、頭痛、肝臓の障害などがあります。

○　インチュニブ錠（グアンファシン徐放性剤：非刺激治療薬）

　　脳内のα２Aアドレナリン受容体に作用します。１日１回服用し、徐々に増量します。１〜２週間で効果がみられます。もともと降圧薬として使われていた（今は使われていません）こともあり血圧低下を認め、心疾患のある人には投与できないこともあります。副作用として血圧低下や徐脈により頭痛、ふらつき、めまい、立ちくらみ、失神がおこることがあり、また眠気も認めます。

　これらの薬はすべてADHDの不注意、多動／衝動性に効果を認めると言われていますがその作用機序は異なり、効果が出るまでの期間も副作用も異なるので、どの薬が効果的かには個人差があります。他の薬などとの飲み合わせにも注意が必要で、医師とよく相談して決める必要があります。また不眠症には睡眠薬など、これら以外の薬も症状に応じて投与されます。薬物療法と同時に心理・行動療法や環境調整を行うことにより、より治療効果が強まるとされています。いつまで服薬が必要なのかも気になるところですが、心理・行動療法や環境調整などの非薬物治療と併せて日常生活上

の問題が軽減すれば、服薬を減量・中止できることもあります。いずれにせよ、医師とよく相談しながら正しく服用することが重要です。教育、心理・行動療法、環境調整、薬物療法などで発達障害の症状を軽減できれば、不登校や通勤困難、ひきこもり、ネット依存、いじめ（加害者にも被害者にもなることがあります）、学業不振や勤務成績不良などの二次障害を防ぐことにもつながります。

第3節　職場が主治医と連携する重要性

　民間企業における障害者雇用は増加傾向にあり、特に精神障害者の新規雇用は大きく増加しています。また労働者を通常雇用した後に精神障害やその特性が明らかになることもあります。障害者とともに働くことは特別なことではありません。「働き方改革」「障害者雇用促進法」などでも障害者の就職支援や職場定着、就業継続が求められており、それを実行していくためにも、障害を持つ労働者の特性理解が職場に求められています。

　発達障害には様々な特性とそれによる職場への影響があり、ADHDでは集中力が続かない、待てない、興味にすぐに反応するなど職場で問題となる特性もありますが、創造的な仕事ができる、観察力が鋭いなどは職場で高い評価に結びつきます。ASDでは他人の気持ちを理解しない、興味や行動に偏りがあるなど、職場で問題となる特性もありますが、細かい作業ができる、集中力が高い、仕事が合えば高い能力を発揮するなどは、職場で高い評価に結びつく特性とも考えられます。職場では、同僚や上司など周囲の人が個人の持つ「特性」を正しく理解し、苦手なことに注目するよりもその人の優れた点に注目し、プライドを傷つけないような対応を行い、特性に応じ能力が発揮できる仕事を任せていただきたいと思います。

　ではどうすれば障害を持つ労働者の様々な特性を職場が正しく理解できるのでしょうか？　職場と主治医の適切な連携がそのカギとなります（第7章参照）。まず、患者である労働者本人の同意がなければ、守秘義務を持つ主治医はどことも連携ができません。労働者は主治医を信頼し職場と連携することを許可し、職場から職場個別の状況を主治医に伝えてもらってください。また主治医から労働者の個人特性について職場に分かりやすく伝えてもらい、相互理解のもとで適切な職務配慮についてみんなで相談してください。ただ主治医は多忙で職場との面談に時間が長く取れないことも多いので、職場にはまずはこの本に記載したような一般論を正しく理解してもらい、主治医に確認したいその個人に応じた質問内容をあらかじめまとめるなど、効率的な連携を心掛けてもらってください。基本的な疾患知識を持ち、主治医の置かれた状況を

理解して職場が対応することにより、主治医と職場が長期的に良好な関係が築け、これは労働者の就労継続に役立ちます。

　主治医としては、発達障害は完治する病気ではなく、慢性的な病気、障害と考えてほしいと思います。服薬継続は重要です。また就労環境を整えれば安定した就労継続が可能です。ただ就業は長期にわたるため、ストレスなど様々な要因で個人特性の現れ方が強くなったり弱くなったりします。職場のストレスだけではなく、家庭生活など個人要因のストレスでも状態に変化が起こります。就業環境には何ら変化がない場合でも、本人の状態が「いつもと違う」と職場が事例性に気づいた場合はその情報を主治医と共有していただきたい。そのためにも、普段から職場で本人を支え相談にのる人、すなわちキーパーソンを決めてもらうことはいいことです。労働者の特性を正しく理解したキーパーソンが主に本人に対応し、キーパーソンが孤立しないよう職場全体が状況を理解して支え、かつ事業場外資源としての主治医が障害者本人や時にはキーパーソンや職場を支えるような体制を職場に構築していただきたいと思います[2]。

第4節　障害者手帳の取得について

　発達障害を含む障害を持つ人の中には、障害者手帳を取得し障害者としての就労を目指す方もおられます。障害者手帳には「身体障害者手帳」「精神障害者保健福祉手帳」「療育手帳」があり、幼少期から知的障害のある方はすでに療育手帳をお持ちかもしれません。発達障害は統合失調症やうつ病などの気分障害と同じ精神疾患に分類され、精神障害者保健福祉手帳を申請することができます。これは精神保健福祉法にもとづいた制度で、症状や生活における支障の程度に応じて1級から3級の障害等級があります。手帳を持つことで就労機会が増えたり、治療費負担が減るなど様々な支援が得られる場合があります。ただ、手帳がなくとも障害年金や自立支援医療（通院治療費が軽減されます）の申請はできます。手帳を申請することは本人の意思であり、会社など利害関係者から言われて行うものではありません。

　精神障害者保健福祉手帳の取得を本人が希望する場合、まず市区町村の障害福祉窓口で説明を受け、申請書類をもらってください。その書類を持って精神科主治医を受診し診断書を書いてもらい、顔写真ほか必要書類一式を市区町村に提出することで申請ができます。ただ、どのような診断名や病状で発行するのか、もしくはしないのかを含め、診断書作成は主治医の判断によります。また障害等級の審査は役所の専門機関で行われるため、申請しても非該当と判断されて手帳が交付されないことや、思っ

ていたような等級認定にならないこともあります。精神障害は症状が多様で動揺するため、精神障害者保健福祉手帳の有効期限は２年です。更新を希望する場合は再申請が必要になり、この段階でも等級判断が変わることがあります。

【参考資料】••

１）宮本信也　大人の発達障害,日医ニュース　第1392号　令和元年９月５日
２）精神障がい者と一緒に働くHAND BOOK. 大阪府　2015.3発行2017.6第２刷

第９章
本人の相談先、医療機関への受診や治療について

あ と が き

産業医科大学　産業生態科学研究所　産業保健経営学教授
森　晃爾

　この本を出版することになったキッカケは、2018年に塩野義製薬株式会社のこども の未来支援室の堀内俊太郎氏と今井延佳氏が研究室に訪ねていらっしゃったことです。 神経発達症の人の "生きづらさ" について、大きな問題意識を持っていらっしゃいまし た。我々も共通の認識でしたので、社会課題のひとつとして捉え解決していくために、 あるべき姿の実現に向けてどんな取り組みができるだろうか、個人が生き生きとした 社会の実現に貢献できる取り組みとはどんなものがあるだろうかと議論しました。

　我々も産業保健活動全般に関わることを研究対象としているなかで、神経発達症を 有する労働者の就労支援の研究を実施しておりましたので、共同研究「発達特性を有 する従業員に対する企業での対応事例を可視化する研究」を行い、この書籍につなが りました。

　一日の多くの時間を費やす職場において、発達障がいや発達特性に対する理解が向 上することで職場の環境がより良いものとなれば、発達障がいや発達特性によって働 きづらさを感じている人のメンタル不調を予防できることだけに留まらず、結果的に 誰もが生き生きと働く環境の整備に繋がるのではないか、ひいては個々人が生き生き とした社会の実現に繋がるのではないかと考えています。

　一口に特性と言っても個々人によって異なりますので、誰かにとってのベストプラ クティスが他の誰かのベストプラクティスになるとは限りません。そのため、少しで もみなさんの目の前にいる「困りごとを抱えている従業員の方々」の支援を考えるヒ ントに繋がればと思い、本書では単に事例を紹介するのではなく基本的な考え方につ いても盛り込む構成としました。また、参考として内閣府や障害者職業総合センター などの公的機関が作成している事例集のURLも紹介しておりますので、併せて参考に していただけると幸いです。

　最後になりましたが、本書の作成にあたり大阪市立大学の井上幸紀教授をはじめと した共著者の皆様、丁寧で忍耐強いコミュニケーションで本書の作成を後押しいただ きました塩野義製薬株式会社　堀内俊太郎氏、今井延佳氏を始め、多くの方々にご協 力を賜りました。この場を借りて改めて御礼申し上げます。

【関連資料】

障がい者職業総合センター：調査研究報告書・資料シリーズ・マニュアル等のご紹介

　https://www.nivr.jeed.go.jp/research/publication.html

内閣府：合理的配慮等具体例データ集

　https://www8.cao.go.jp/shougai/suishin/jirei/

産業医科大学：職場における困りごと情報整理シート【本人用】【上司用】

　https://www.ohpm.jp/wp-content/uploads/2019/08/616385bfe009f0e8a3a23b17b48821ec.pdf

産業医科大学：上司からの情報提供シート【上司用】

　https://www.ohpm.jp/wp-content/uploads/2019/08/b5f86da4c1b9f0169e72b398a6abb173.pdf

「職場における困りごと情報整理シート」について
〜ご本人へ〜

● **職場における困りごと情報整理シートとは？**

　　メンタルヘルス不調の人に対して、職場としてどのように対応し支援するかを決めるときは、病気の有無や病気の種類（疾病性）の情報だけで決めるのではなく、職場で生じている問題（事例性）に注目することが適切と考えられています。ご本人さんが継続的に働いていくために、職場で生じている問題（事例性）を適宜解決していくことが有用です。

　　そこで職場で生じている問題（事例性）について、ご本人と上司の方が困っていることを「困りごと」と捉え、その情報を整理して、優先的に改善が求められる「困りごと」を特定し、それを解決するために、本人を含む関係者がそれぞれやるべきことを検討するためのコミュニケーションツールです。

● **使用する適切な状況について**

（適用範囲）　：　復職後フォローをしているケースや、本人や上司の相談を契機にフォローしているケースで使用します。

（必要条件）　：　本人と産業保健スタッフの信頼関係が構築出来ているケースで、かつ精神状態がほぼ安定しているケースに使用します。

（禁　　忌）　：　休業を検討したり、抑うつなどの症状が重かったりなどの精神状態が良くない状態での使用は望ましくありません。

● **情報の取り扱いについて**

　　記入いただいた情報は、上司、産業保健スタッフで共有します。職場でのあなたの支援以外に使用することはありません。

＜イメージ図＞

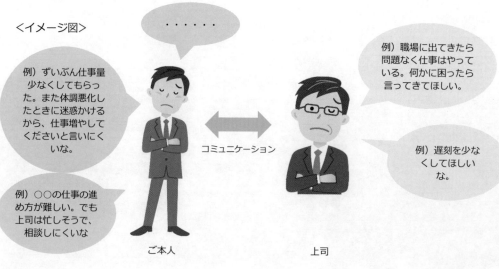

● **使用方法のステップについて**

1. 産業保健スタッフから使用することの提案

2. 本人と上司の意思の確認

> 実際のシートをご覧いただいて、「抵抗がある」、「今は適切でない」などと思った
> ら、その旨を産業保健スタッフに伝えてください。あくまでご本人の同意のもと、
> 使用するツールです。

3. 本人・上司それぞれシートを記入し、産業保健スタッフに提出

> <シートの記入方法>
> 全項目で A,B,C を選択してください。**どの期間（直近一か月など）について記入**
> **するか、産業保健スタッフとあらかじめ決めておきます。項目は本人用 23 項目、**
> **上司用 18 項目あります。**
>> A： 当てはまる／現状のままでよい
>> B： 改善するとさらによい
>> C： 職場に合わない項目である／該当なし

4. 産業保健スタッフによる情報の確認

> 産業保健スタッフは書かれているシートを確認し、**本人・上司に個別に具体的に**
> **聞き取りをします。**

5. 情報の共有と 3 者での話し合いを実施が適しているか産業保健スタッフが判断

> 聞き取った内容から、使用する適切な状況でないと産業保健スタッフが考えた場
> 合は、その後の三者での話し合いを行わないことがあります。

6. 三者（ご本人・上司・産業保健スタッフ）でシートをもとに話し合い

> 話し合う内容は、各項目のそれぞれの評価を確認し、「出来ていること」、「困りご
> と」を整理します。「困りごと」のうち、現時点で優先的に取り組む項目を 2 項目
> 程度絞り込み、その「困りごと」を解決する方策のアイデアを出し合い、ご本人と
> 上司、産業保健スタッフがそれぞれ取り組むことを決めます。最後に取り組みの結
> 果をフォローする日程を決めます。

職場での困りごと情報整理シート【本人用】 （記載日　　　年　　　月　　　日）

＊質問項目；上司用との共通項目 **16 項目**、本人用のみ追加項目 **7 項目** ＊どの期間について記入するか、あらかじめ決めてください。 （直近　　　週間/　　　ヶ月）・（　　　年　　　月〜　　　年　　　月）	A 当てはまる ／現状の ままでよい	B 改善すると さらによい	C 職場に合わない 項目である ／該当なし
Ⅰ 生活習慣			
① 本人のみ 十分睡眠がとれている			
② 本人のみ 十分食事がとれている			
Ⅱ 出勤状況			
1 仕事に影響を与える健康上の問題（頭痛や体のだるさや眠気や下痢など）はうまくコントロールしながら仕事をしている			
2 欠勤・遅刻・早退なく出勤している			
3 職場での適切な服装と身だしなみを保っている			
4 職場で決められたルールを守っている			
5 職場で整理整頓をしている			
Ⅲ 職場のコミュニケーション			
6 挨拶やお礼、お詫びを適切にしている			
7 上司や同僚に報告/連絡/相談、必要な時に支援を依頼している			
8 人前で適切に質問や説明ができている			
9 職場の同僚などと良好な関係である			
10 立場の違う相手(顧客や他部署など)と交渉し意見を調整している			
③ 本人のみ 上司に相談しやすい/相談出来る環境である			
Ⅳ 仕事ぶり・仕事の量や質			
11 仕事の量や質にムラがなく、業務を遂行している			
12 不注意によるミスが目立つことなく、業務を遂行している			
13 優先順位を考えるなど、段取りよく業務を遂行している			
14 業務中は集中力を保っている			
15 職位及び経験年数相応の業務を遂行している			
16 求められている水準の質の業務を遂行している (高すぎる/低すぎるなどない)			
④ 本人のみ 仕事の進め方で迷うことなく、業務を遂行している			
⑤ 本人のみ 過度に疲労感を感じず業務をすることができている			
⑥ 本人のみ 現在の仕事で苦手な業務はありますか？	なし・あり(　　　　　　　　　)		
⑦ 本人のみ 現在の仕事量は右記のうちどれに当てはまりますか？	少ない　・　適量　・　多い		

上記項目以外で職場のコミュニケーションや仕事ぶり・仕事の量や質などで **「改善したい」** と感じていることがあれば記入してください（自由記載）

その他に困りごとがあれば記入してください（自由記載）

「職場における困りごと情報整理シート」について
〜上司の方へ〜

● **職場における困りごと情報整理シートとは？**

　　メンタルヘルス不調の人に対して、職場としてどのように対応し支援するかを決めるときは、病気の有無や病気の種類（疾病性）の情報だけで決めるのではなく、職場で生じている問題（事例性）に注目することが適切と考えられています。ご本人さんが継続的に働いていくために、職場で生じている問題（事例性）を適宜解決していくことが有用です。

　　そこで職場で生じている問題（事例性）について、ご本人と上司の方が困っていることを「困りごと」と捉え、その情報を整理して、優先的に改善が求められる「困りごと」を特定し、それを解決するために、本人を含む関係者がそれぞれやるべきことを検討するためのコミュニケーションツールです。

● **使用する適切な状況について**

（適用範囲） ： 復職後フォローをしているケースや、本人や上司の相談を契機にフォローしているケースで使用します。

（必要条件） ： 本人と産業保健スタッフの信頼関係が構築出来ているケースで、かつ精神状態がほぼ安定しているケースに使用します。

（禁　　忌） ： 休業を検討したり、抑うつなどの症状が重かったりなどの精神状態が良くない状態での使用は望ましくありません。

● **情報の取り扱いについて**

記入いただいた情報は、上司、産業保健スタッフで共有します。職場でのあなたの支援以外に使用することはありません。

＜イメージ図＞

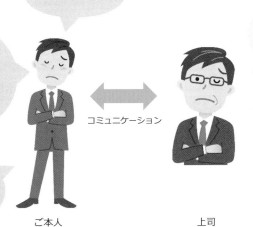

例）ずいぶん仕事量少なくしてもらった。また体調悪化したときに迷惑かけるから、仕事増やしてくださいと言いにくいな。

例）○○の仕事の進め方が難しい。でも上司は忙しそうで、相談しにくいな

コミュニケーション

例）職場に出てきたら問題なく仕事はやっている。何かに困ったら言ってきてほしい。

例）遅刻を少なくしてほしいな。

ご本人　　　　　　　　　上司

● **使用方法のステップについて**

1．産業保健スタッフから使用することの提案

2．本人と上司の意思の確認

実際のシートをご覧いただいて、**「抵抗がある」、「今は適切でない」などと思った
ら、その旨を産業保健スタッフに伝えてください。あくまでご本人と上司の同意のも
と、使用するツールです。**

3．本人・上司それぞれシートを記入し、産業保健スタッフに提出

<シートの記入方法>
全項目で A,B,C,D を選択してください。**どの期間（直近一か月など）について記入
するか、産業保健スタッフとあらかじめ決めておきます。項目は本人用 23 項目、
上司用 18 項目あります。**
　　A： 当てはまる／現状のままでよい
　　B： 改善するとさらによい
　　C： 職場に合わない項目である／該当なし
　　D： 分からない

4．産業保健スタッフによる情報の確認

産業保健スタッフは書かれているシートを確認し、**本人・上司に個別に具体的に
聞き取りをします。**

5．情報の共有と 3 者での話し合いを実施が適しているか産業保健スタッフが判断

聞き取った内容から、使用する適切な状況でないと産業保健スタッフが考えた場
合は、その後の三者での話し合いを行わないことがあります。

6．三者（ご本人・上司・産業保健スタッフ）でシートをもとに話し合い

話し合う内容は、各項目のそれぞれの評価を確認し、「出来ていること」、「困りご
と」を整理します。「困りごと」のうち、現時点で優先的に取り組む項目を 2 項目
程度絞り込み、その「困りごと」を解決する方策のアイデアを出し合い、ご本人と
上司、産業保健スタッフがそれぞれ取り組むことを決めます。最後に取り組みの結
果をフォローする日程を決めます。

職場での困りごと情報整理シート【上司用】 　　　　　　（記載日　　　年　　　月　　　日）

＊質問項目は共通項目が16項目、上司用のみ追加項目が2項目あります。

＊どの期間について記入するか、あらかじめ決めてください。
(直近　　　週間/　　　ヶ月)・(　　　年　　月～　　　年　　月)

		A	B	C	D
		当てはまる／現状のままでよい	改善するとさらによい	職場に合わない項目である／該当なし	分からない
Ⅰ生活習慣（上司用シート　項目なし）					
Ⅱ出勤状況					
1	仕事に影響を与える健康上の問題（頭痛や体のだるさや下痢など）をうまくコントロールしながら仕事ができている				
2	欠勤・遅刻・早退なく、出勤できている				
3	職場での適切な服装と身だしなみを保つことができている				
4	職場内のルールを守ることができている				
5	職場で整理整頓ができている				
Ⅲ職場のコミュニケーション					
6	挨拶やお礼、お詫びが適切にできる				
7	必要なときに、上司や同僚に報告・連絡・相談ができる				
8	必要なときに、人前で適切に質問や説明ができる				
9	職場の同僚などと円滑なコミュニケーションをとることができている				
10	お客様や社外の人と交渉し、複数の（利害）関係者の意見を調整することができている				
Ⅳ仕事ぶり					
11	仕事ぶりにムラがない				
12	不注意によるミスが目立つことなく、業務を遂行できている				
13	優先順位を考えるなど、段取りよく業務を遂行できている				
14	業務中は集中力を保つことができている				
15	職位及び経験年数相応の業務をこなすことができている				
16	求められている水準の質の業務を遂行している(高すぎる/低すぎるなどない)				
①上司用	（上司からみて）本人の仕事量は右記のうちどれにあてはまりますか？	少ない　・　適量　・　多い			
Ⅴ資源・支援					
②上司用	（上司は）本人の状況を把握するために声かけができている				

その他の困りごと（自由記載）

「職場における困りごと情報整理シート」について
～産業保健スタッフ向け　使用方法の説明～

- **職場における困りごと情報整理シートとは？**

    メンタルヘルス不調の人に対して、職場としてどのように対応し支援するかを決めるときは、病気の有無や病気の種類（疾病性）の情報だけで決めるのではなく、職場で生じている問題（事例性）に注目することが適切と考えられています。ご本人さんが継続的に働いていくために、職場で生じている問題（事例性）を適宜解決していくことが有用です。

    そこで職場で生じている問題（事例性）について、ご本人と上司の方が困っていることを「困りごと」と捉え、その情報を整理して、優先的に改善が求められる「困りごと」を特定し、それを解決するために、本人を含む関係者がそれぞれやるべきことを検討するためのコミュニケーションツールです。

- **使用する適切な状況について**

    （適用範囲）　：　復職後フォローをしているケースや、本人や上司の相談を契機にフォローしているケースで使用します。

    （必要条件）　：　本人と産業保健スタッフの信頼関係が構築出来ているケースで、かつ精神状態がほぼ安定しているケースに使用します。

    （禁　　忌）　：　休業を検討したり、抑うつなどの症状が重かったりなどの精神状態が良くない状態での使用は望ましくありません。

- **情報の取り扱いについて**

    記入いただいた情報は、本人、上司、産業保健スタッフで共有します。当該従業員の支援以外に使用することは不適切です。情報の取り扱い方について、本人と上司に説明しましょう。

- **シートの項目は、本人用と上司用に共通する項目は 16 項目です。本人用のみの追加項目が 7 項目、上司用のみの追加項目が 2 項目あります。追加項目は以下の通りです。**

    ◆　**本人用のみの追加項目**
生活習慣	十分睡眠がとれている
	十分食事がとれている
仕事ぶり	苦手な業務はあるが問題なくできている
	過度に疲労感を感じず業務をすることができている
資源支援	上司に相談しやすい環境である
	時間内に処理できる仕事量である

    ◆　**上司用のみの追加項目**
資源支援	（上司は）本人の状況を把握するために声かけができている
	（上司からみて）時間内に処理できる仕事量を与えている

● **使用方法のステップについて**

1．産業保健スタッフから使用することの提案

　　使用に適している状況であるか慎重に検討しましょう。前述の**適用範囲、必要条件、禁忌を確認してください。**本人が自身の課題に直面化することもあり得ますので、受け止められる精神状態かどうか、（ひどく落ち込まないか、ひどく攻撃的にならないか）慎重に検討してください。また、上司との関係性が良くない事例や各職場の役割に応じて、人事に加わってもらうことを検討してもよいでしょう。その場合は、人事に情報を開示することを本人、上司に説明する必要があります。

　　チェック欄　　□　**適用範囲である**　　□　**必要条件を満たす**　　□　**禁忌ではない**

2．本人と上司の意思の確認

　　実際に使用シートをそれぞれ本人・上司に手渡しして説明をしましょう。本人や上司の反応をみて、再度適切な状況であるかを確認しましょう。ご本人に無理強いして使用するものではありません。あくまでご本人の同意のもと、使用するツールです。

3．本人・上司それぞれシートを記入し、産業保健スタッフに提出

　　使用することになった時は、**どの期間について記入するかあらかじめ決めて**ください。

4．産業保健スタッフによる情報の確認

　　産業保健スタッフは書かれているシートを確認し、「B：改善するとさらによい」が選択されている項目を確認します。シートをもとに、本人・上司に個別に具体的に聞き取りをします。特に、**具体的なエピソードについて聞き取りをします。**本人と上司の記入にずれがある項目については、複数の項目で「B：改善するとさらによい」となっている場合、本人、上司それぞれに優先項目について聞き取りをします。

5．情報の共有と3者での話し合いを実施が適しているか産業保健スタッフが判断

　　上司と本人の記入にずれが大きい場合、本人と上司が話し合いの場で感情的になることが予想される場合など、話し合いをしないことを検討します。話し合いをしなかった場合は、職場で問題が生じている（事例性）がある場合ですので、産業保健スタッフが頻回にフォローする、人事担当者に相談するなどの対策を検討します。

6．三者（ご本人・上司・産業保健スタッフ）でシートをもとに話し合い

　　はじめに、この「職場における困りごと情報整理シート」の使用目的について再度説明します。その後、それぞれの困りごとについて情報を共有します。困りごとの解決について話し合うときは、本人や上司など誰かの責任にすることなく話し合いが進むように気を付けましょう。困りごとの解決のために、それぞれができることを考えるように促しましょう。**次にフォローする時までに、本人が取り組むこと、上司が配慮することを明確にしましょう。**

● 記載事項の整理表

		本人の記載	上司の記載	優先的に取り組む事項
生活習慣				
	十分睡眠がとれている			
	十分食事がとれている			
I 出勤状況				
1	仕事に影響を与える健康上の問題（頭痛や体のだるさや下痢など）をうまくコントロールしながら仕事ができている			
2	欠勤・遅刻・早退なく、出勤できている			
3	職場での適切な服装と身だしなみを保つことができている			
4	職場内のルールを守ることができている			
5	職場で整理整頓ができている			
II 職場のコミュニケーション				
6	挨拶やお礼、お詫びが適切にできる			
7	必要なときに、上司や同僚に報告・連絡・相談ができる			
8	必要なときに、人前で適切に質問や説明ができる			
9	職場の同僚などと円滑なコミュニケーションをとることができている			
10	お客様や社外の人と交渉し、複数の（利害）関係者の意見を調整することができている			
III 仕事ぶり				
11	仕事ぶりにムラがない			
12	不注意によるミスが目立つことなく、業務を遂行できている			
13	優先順位を考えるなど、段取りよく業務を遂行できている			
14	業務中は集中力を保つことができている			
15	職位及び経験年数相応の業務をこなすことができている			
16	求められている水準の質の業務を遂行している(高すぎる/低すぎるなどない)			
④本人用	仕事の進め方で迷うことなく、業務を遂行している			
⑤本人用	過度に疲労感を感じず業務をすることができている			
⑥本人用	苦手な業務	なし/あり		
IV 資源・支援				
③本人用 ①上司用	上司に相談しやすい環境である (上司は) 本人の状況を把握するために声掛けが出来ている			
⑤本人用 ②上司用	仕事量について (上司からみて) 現在の仕事量は			

上司からの情報提供シートの使い方
～　上司の方へ～

● **上司からの情報提供シートとは？**

　　メンタルヘルス不調の従業員に対して、職場としてどのように対応し支援するかを決めるときは、病気の有無や病気の種類の情報だけで決めるのではなく、職場で生じている問題に注目することが適切と考えられています。ご本人さんが継続的に働いていくために、職場で生じている問題を解決していくことが有用です。

　　このシートは、上司としてメンタルヘルス不調の部下をマネージメントする上で困っていることやご本人に期待していることを、産業保健スタッフと共有するためのツールです。産業保健スタッフは、上司の視点での情報を得て、産業保健スタッフの対応や職場での配慮などを検討する材料とします。
　　上司の方と産業保健スタッフが同じ共通認識を持つと、それぞれの立場で一貫した対応がとれると考えられます。

● **使用する適切な状況について**

　✓　初回面談時、事前の情報提供として使用するケース
　✓　産業医とご本人との面談を通して職場への適応に問題があると判断したケース
　✓　上司の方が面談に参加できないケース

● **記入方法について**

　✓　このシートは直近【　　　】週間・【　　　】ヶ月のことで記載してください。
　✓　あなたの負担とならない範囲で、**5 分から 10 分程度のお時間**を目安にお書きください。
　✓　質問項目はⅠ～Ⅵの６つに大きく分類されています。
　✓　「Ⅴ．その他の困りごと」の項目では、**Ⅰ～Ⅳの 26 項目の項目以外にマネージメントをする上であなた自身が困っていることなど自由に記載してください。**
　✓　**26 項目と自由記載いただいた項目のうち、上司として「最も困っていること」や「すぐに改善してほしい項目」を記入してください。**
　✓　このシートは、**あなたの許可なしに、上司からの評価としてご本人に開示することはありません。**

上司からの情報提供シートの使い方
～　産業保健スタッフへ～

● **上司からの情報提供シートとは？**

　　産業保健スタッフは、メンタルヘルス不調者に対して、事例性に応じた対応が求められています。産業保健スタッフが事例性を評価して適切な対応をとっていく上で、上司からの情報は重要です。メンタルヘルス不調の従業員の職場での様子や状況について、上司から様々な情報を得るために「上司からの情報提供シート」を作成しました。上司が感じている問題意識や期待について産業保健スタッフが理解することができます。

● **使用する適切な状況について**

　✓　初回面談時、事前の情報提供として使用するケース
　✓　産業医とご本人との面談を通して職場への適応に問題があると判断したケース
　✓　上司が面談に参加できないケース

● **使用について**

　✓　産業保健スタッフは、上司の視点での情報を得て、職場での配慮や産業保健スタッフの対応を検討する材料とします。
　✓　作成過程において、職務遂行能力の項目では数値で評価しても良いという意見もありました。できていない項目に関しては面談で確認してみても良いでしょう。
　✓　なお、上司の許可なしに、このシートを上司からの評価としてご本人に開示してはいけません。

上司からの情報提供シート

記載日　　　年　　月　　日

所属部署：　　　　　　　職位　　　　　　　職種

業務内容：

各項目について、右記の7つの選択肢の中から最も当てはまるものに○をつけてください	現時点で出来ている		現時点では出来ていない			分からない	該当場面なし
	十分に出来ている	ある程度出来ている	以前の状況				
			出来ていた	出来ていない	分からない		
Ⅰ　出勤状況							
1　欠勤・遅刻・早退なく出勤している							
2　出勤時間は同僚と比べ早すぎたり遅すぎたりしない							
3　体調が悪い時は適切な方法で連絡がある							
4　業務中は長時間離席することなく、仕事に取組んでいる							
5　職場での適切な服装や身だしなみを保っている							
6　職場で決められたルールを守っている							
7　職場で整理整頓をしている							
Ⅱ　コミュニケーション							
8　挨拶やお礼、お詫びを適切にしている							
9　上司や同僚に報告・連絡・相談を適切にしている							
10　場面に応じて、適切な言動（準備や質問など）をしている							
11　必要に応じて、適切に人前で発表をしている							
12　同僚らと協力し、円滑に業務を進めている							
13　立場の違う相手(顧客/他部署など)と交渉し意見を調整している							
Ⅲ　業務遂行能力							
14　集中力を保って業務に取り組んでいる							
15　仕事ぶりにムラなどなく業務を遂行している							
16　段取りよく業務を遂行している							
17　複数の業務があった場合は優先順位を考えて遂行している							
18　不注意によるミスが目立つことなく、業務をこなしている							
19　与えられた業務は責任を持って最後までやり抜いている							
20　職位及び経験年数に応じた業務をこなしている							
21　専門性のある業務も担当している							
22　組織目標達成のために、自らも取り組んでいる							
Ⅳ　その他							
23　顔色/髪型/声の大きさ/表情/アイコンタクトなどの変化	あり(気付いた時期　　　　　　　　　)・なし						
24　本人が困っていそうな時に相談にのったことがある	あり　・　なし						
25　仕事の量は時間内に処理できる量の仕事だと思う	そうだ　・　分からない　・　そうでない						
26　仕事の内容は本人の能力に合った仕事だと思う	そうだ　・　分からない　・　そうでない						
Ⅴ　その他に困りごとや、上司として考えている解決のポイントなどがあれば記載してください（自由記載）							
Ⅵ　上記項目のうち、上司として「最も困っている」や「すぐに改善してほしい」項目を1つ選び記載してください　　　　　　（　　　　　　　　　　　　　　　）							

【編著者】

森　晃爾　産業医科大学 産業生態科学研究所 産業保健経営学

井上 幸紀　大阪市立大学大学院 医学研究科 神経精神医学

【著者】（50音順）

岩﨑 進一　大阪市立大学大学院 医学研究科 神経精神医学

出口 裕彦　大阪市立大学大学院 医学研究科 神経精神医学

永田 智久　産業医科大学 産業生態科学研究所 産業保健経営学

永田 昌子　産業医科大学 産業生態科学研究所 産業保健経営学

宮脇　大　大阪市立大学大学院 医学研究科 神経精神医学

森本 英樹　森本産業医事務所 代表

若林 忠旨　社会保険労務士法人 東京中央エルファロ

おとなの発達障がい
マネジメントハンドブック

令和3年11月15日　初版発行
令和5年11月20日　初版第3刷発行

編著者　森　　晃　爾
産業医科大学 産業生態科学研究所 産業保健経営学 教授

井　上　幸　紀
大阪市立大学 大学院医学研究科 神経精神医学 教授

発行人　藤　澤　直　明

発行所　労　働　調　査　会

〒170-0004　東京都豊島区北大塚 2-4-5
TEL：03-3915-6401
FAX：03-3918-8618
http://www.chosakai.co.jp

ISBN978-4-86319-893-7　C2047 ¥1000E
落丁・乱丁はお取り替え致します。